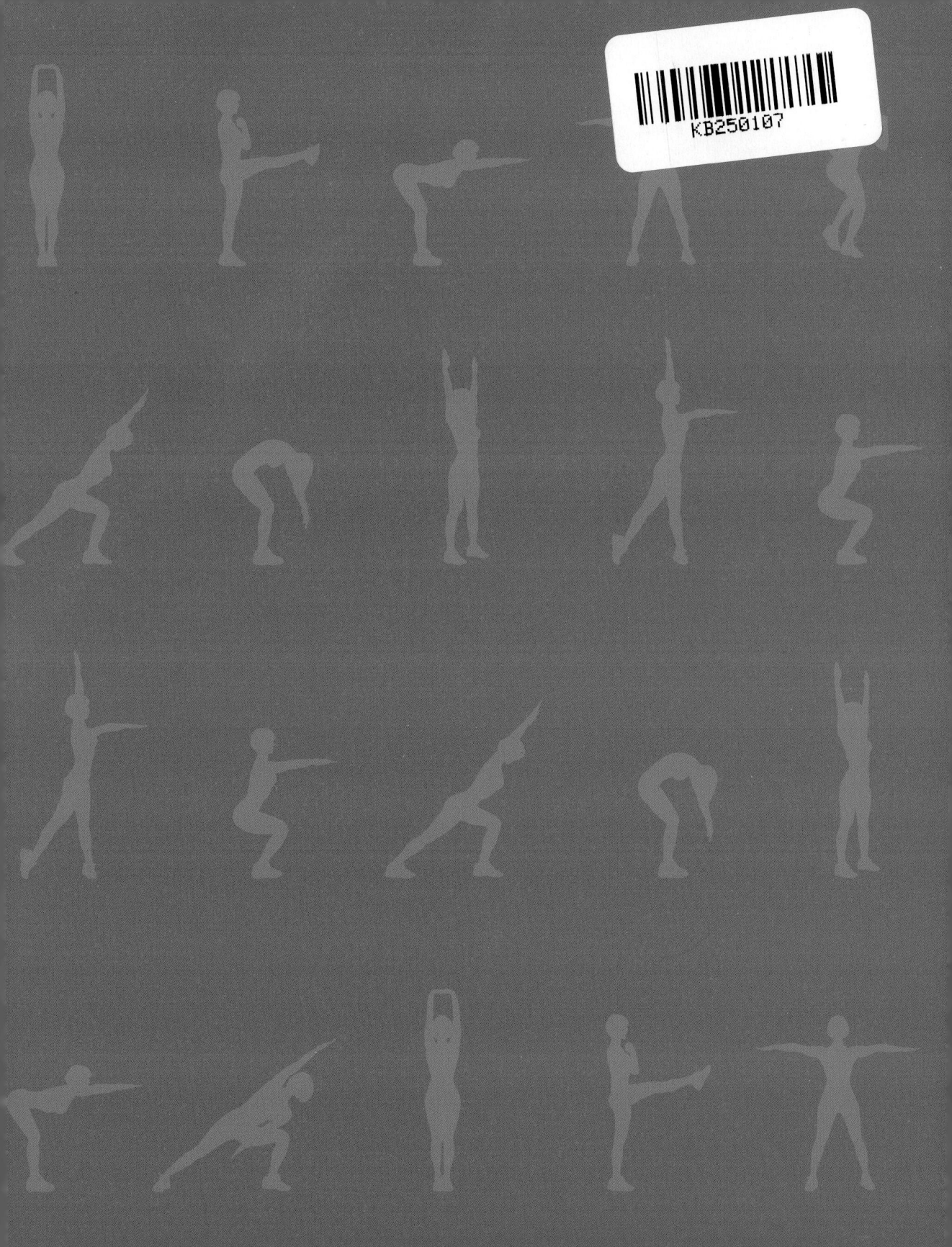

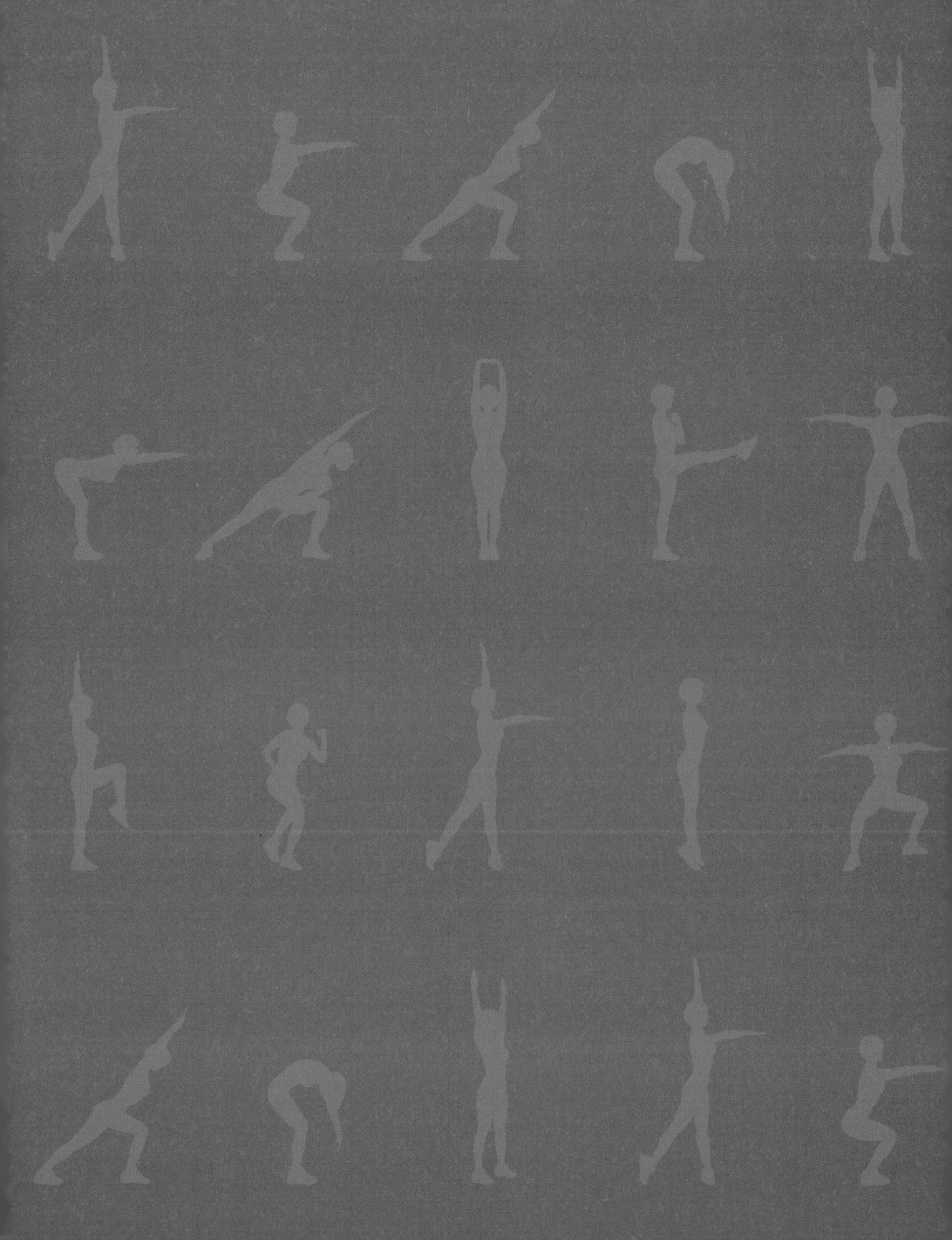

찾자! 나만의 경쟁력 바디!

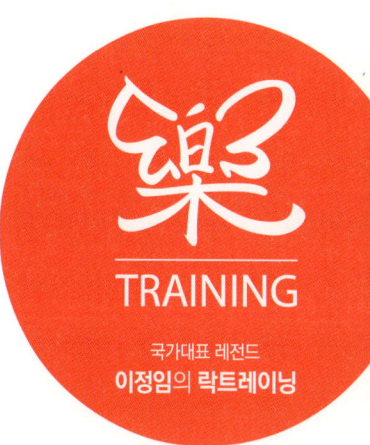

楽
TRAINING
국가대표 레전드
이정임의 락트레이닝

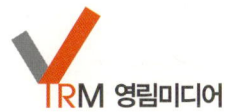
TRM 영림미디어

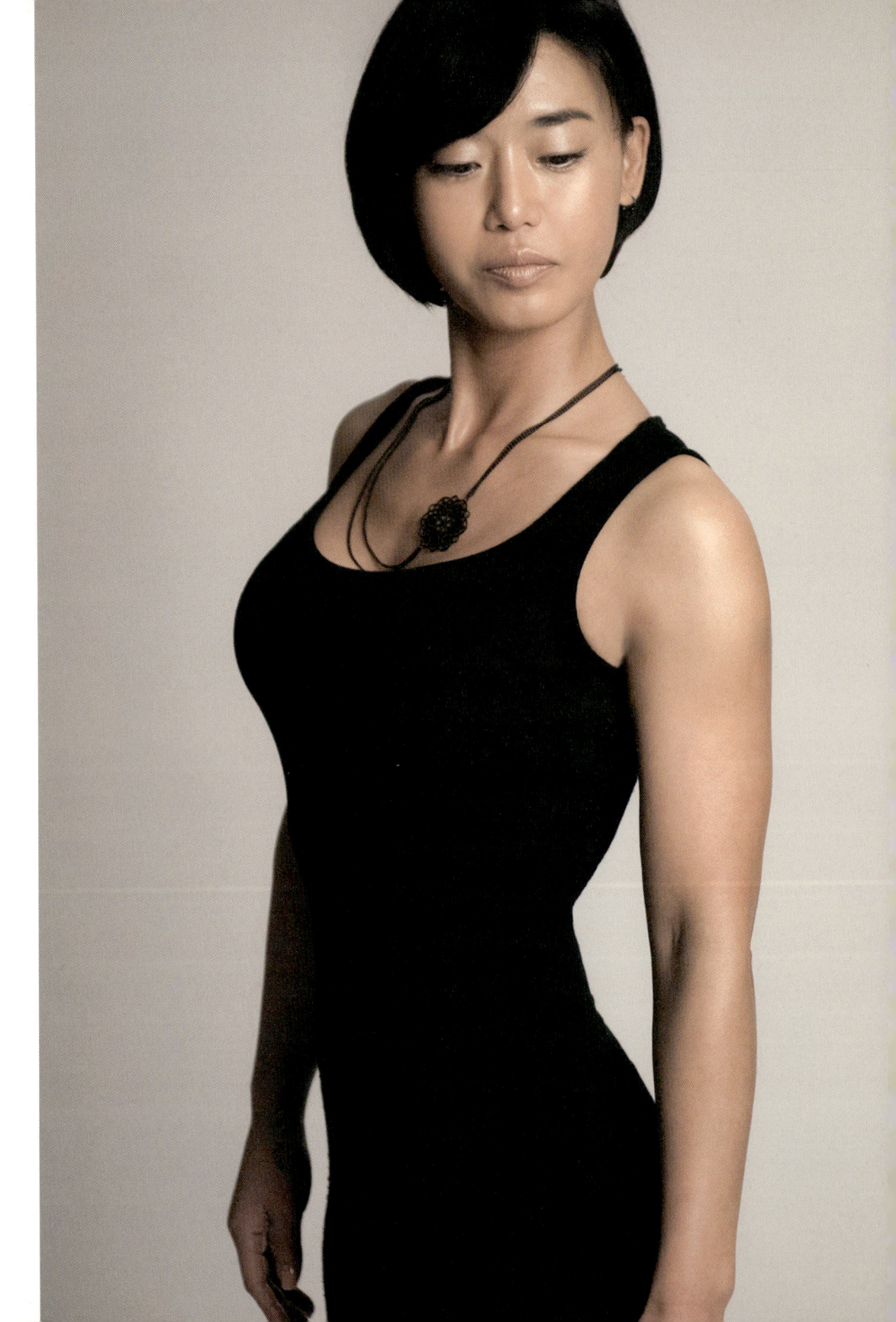

몸을
알고,
Know body,

몸을
길들이면,
Practice body,

몸은
새롭게 창조됩니다.
body will be created newly.

Body creator 이정임

프로필

대회 경력
COMPETITION

2002~2005 대한민국 보디빌딩 **국가대표**
2005 대한민국 보디 피트니스 **국가대표**

2007 대한민국 국가대표 최초
      Muscle Mania CANADA 〈Fitness Women 2nd〉
      Muscle Mania CANADA 〈Sports Model 3rd〉
2005 Mr. KOREA 〈under 55kg 1st〉
      EAST ASIA(HONG KONG) 〈under 55kg 2nd〉
      ASIA 여자 선수권 대회(안동) 〈under 55kg 3rd〉
      ASIA 여자 선수권 대회(보디 피트니스) - 본선 진출
2004 Mr. KOREA 〈under 55kg 1st〉
      ASIA 여자 선수권 대회(TAIWAN) 〈under 55kg 2nd〉
2003 Mr. KOREA 〈under 55kg 1st〉
      ASIA 선수권 대회(KAZAKHSTAN) 〈under 55kg 4th〉
2002 춘계 전국 보디빌딩 대회 〈under 52kg 1st〉
      Mr. KOREA 〈under 55kg 1st〉
      ASIA 선수권 대회(CHINA) 〈under 52kg 2nd〉
      YMCA 전국 보디빌딩 대회 〈over 52kg 1st〉
2001 춘계 전국 보디빌딩 대회 〈under 52kg 2nd〉
      Mr. 경기도 선발대회 〈over 52kg 1st〉
      Mr. KOREA 〈under 52kg 3rd〉
2000 춘계 전국 보디빌딩 대회 〈under 52kg 4th〉
      Mr. 경기도 선발대회 〈over 52kg 1st〉
      YMCA 전국 보디빌딩 대회 〈over 52kg 2nd〉

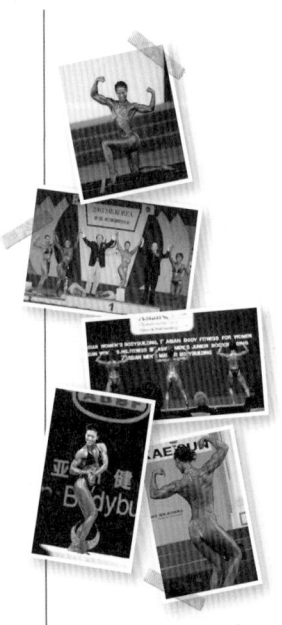

방송활동
BROADCASTING

2013. 8 EBS 대한민국화해프로젝트 '용서'
         - 5년간의 침묵 국가대표 여자 보디빌더
         〈이정임과 박수희〉
2012. 2 KBS2 굿 모닝 대한민국 '엉짱시대 : 〈뒷태만들기 열풍〉'
2011. 5 Daum TV 팟 '〈더퍼니 아름다운 당신〉
         - 이정임의 라인트레이닝'
2010. 4 MBC 공감! 특별한 세상 '지금 뒤 태 만들기 열풍'
2010. 3 SBS 출발 모닝 와이드 '춘곤증을 날리는 스트레칭'
         KBS 2TV "리빙 쇼 당신의 여섯 시" 살과의 전쟁
         - 개그우먼 김숙 전담 트레이너
2009. 11 SBS TV "놀라운 대회 강호동의 스타킹"
         - 골반 아이비
2007, 2008 BBS RADIO "염경환, 이희구의 활력충전 두 시 네 시"
         - 활력 비타민
         SBS TV "김승연 정은아의 좋은 아침"
         - 연중 프로젝트 〈초고도 비만 탈출〉 전담 트레이너
2006 SBS TV "김승연 정은아의 좋은 아침"
         - 연중 프로젝트 〈초고도 비만 탈출〉 트레이너

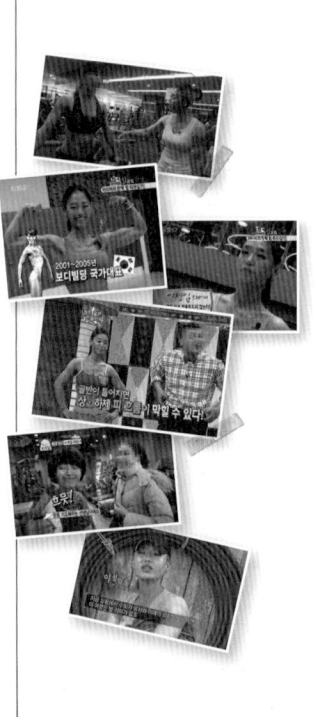

강의
LECTURE

2013. 4 한국과학기술연구원(KIST) 특강
2012. 11 한국과학기술연구원(KIST) 특강
2011 Allonge-M 아카데미 강의
2010. 10 우송대학교 특강
2010. 7 우송대학교 특강 'Personal Training'
2010. 5 가천 의과 대학교 특강 'Personal Training'
2009 BBMC 주최 전국 투어 세미나
　　　"오늘도 나비는 푸른 하늘을 꿈꾼다"
　　　진행 중 - 1회 대전, 2회 목포, 3회 강원도, 4회 대구
　　　- 여성들을 위한 트레이닝 방법과 실기 교육
2008. 9 대전 혜천 대학교 전문가 특강
　　　"프로를 꿈꾸는 여성은 아름답다."
2007 대전 혜천 대학교, 전주 기전 초청 강연
2007 한국 휘트니스 지도자 연맹 주관
　　　"Mr. Korea 초청 스페셜 세미나"
　　　- 고도 비만회원의 운동 지도와 다이어트,
　　　대회 전 보디빌더의 Definition과 수분 조절 노하우

기사
PRESS

2011 Esthetics & Spa 연재
2004. 9 VOUGE KOREA
　　　"스포츠 페미니즘, 이정임"
　　　2002 MUSCLE & FITNESS
　　　"여성들이여! 둔부를 가꾸자" 운동 방법 소개
2001~2007 각종 스포츠 신문, 조선, 동아 일보 인터뷰,
　　　수상 소식 기사 개제

한국 여성 최초

U.S.P.T.A - Professional Private Trainer
U.S.P.T.A - Nutrition Consultant Certification

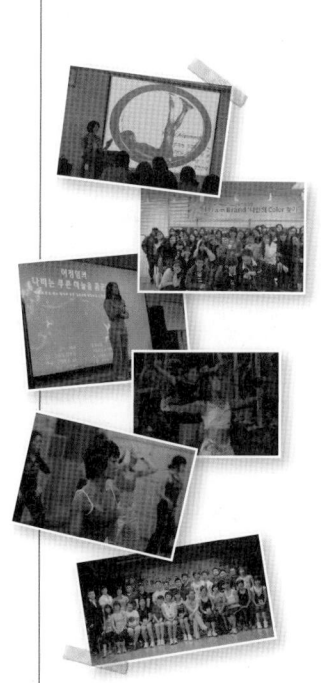

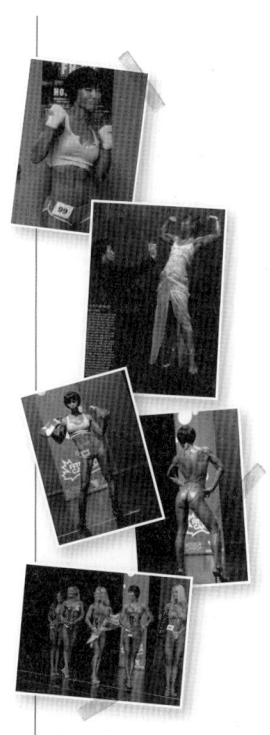

못된 버릇 못난 몸, 착한 버릇 착한 몸

"세 살 적 버릇이 여든까지 간다."
어릴 적. 이 닦아라, 손 닦아라, 발 닦아라, 천천히 먹어라,
조금만 먹어라, 찬 거 많이 먹지 마라…
어머니는 늘 같은 잔소리를 하십니다.

이젠 잔소리 듣지 않아도 혼자서도 잘 해요.
착한 버릇이 나를 편안하고 안전하게 만들어 준다는 걸 아니까요.
하지만, 고치지 못한 못된 버릇은 절 힘들게 하기도 합니다.

'樂 트레이닝'은 착한 버릇을 위한 어머니 잔소리입니다.
이제 자신의 움직임에 착한 버릇을 들일 때입니다.
버릇이 들려면 정성과 시간이 필요합니다.
착한 버릇이 들면 몸이 스스로 즐겁게 움직이고
착한 몸이 만들어지는 것입니다..

많은 분들이 묻습니다.
"방송하며 전성기 때는 하지 않더니 왜 갑자기 책을 내느냐"고…
제 스스로가 이제야 준비된 듯 싶습니다.
버릇(습관)을 들일 시간이 제게도 필요했으니까요~

이 책엔 대단한 '비법'이나 특별한 '기술'이 담겨 있진 않습니다.
그저 매일매일 한결같은 잔소리
'기본 충실 착한 버릇 들이기'로 만들어졌습니다.

Body Creator 이정임

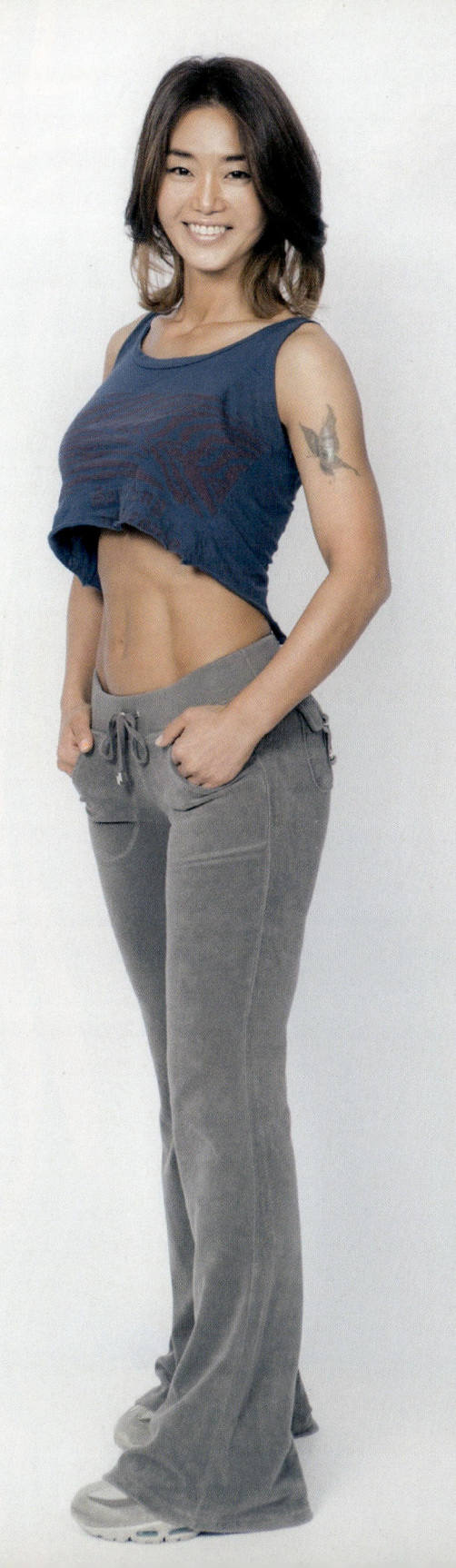

목차

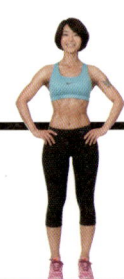

01 STEP

樂바디
몸을 즐기다
내 몸을 알고 내 몸을 길들이면 세상의 모든 리듬에 자유롭고 즐겁게 춤 출 수 있다.

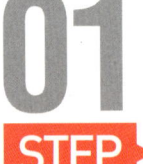

03 STEP

핏바디
자신이 원하는 부위를 파악하여 균형적인 핏 형성 단계
7요소 – 7부위 프로그램

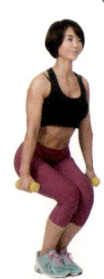

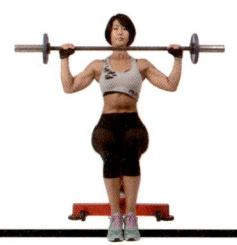

02 STEP

볼륨바디

골격을 바르게 세워 균형적인 볼륨이 형성되는 트레이닝

아름다운 자태를 만들자. 이제 자신이 어떤 모습으로 운동하고 있는지 꼼꼼하게 체크할 시간이다.

04 STEP

서치바디

찾자! 나만의 경쟁력 바디

나만이 가지고 있는 신체 장점을 집중공략하여 비교할 수 없는 바디로 완성시킨다.

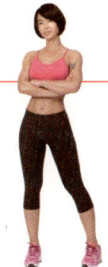

2
STEP

1 STEP

樂- Body [몸을 즐기다]

자신의 움직임을 알고 개선시켜 주는 단계

움직임의 자유를 찾아주는 즐거운 트레이닝~
내 몸이 운동기구이다.
기구가 원하는 대로 조립되고 만들어져야 운동 목적에 맞는
효과적인 트레이닝이 가능해진다.

볼륨 - Body

균형적인(보디빌딩) 볼륨 형성 단계

5가지 원리가 적용된 대표적인 18가지의
운동법을 습득하여 다양한 웨이트(중량)
트레이닝 방법을 가능하게 만들어 주는
기본 충실 트레이닝

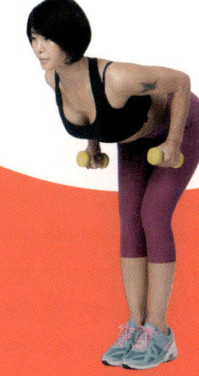

핏 - Body

자신이 원하는 부위를 파악하여 균형적인 핏 형성 단계

7가지 부위별 운동법을 7개의 요소를
접목하여 다양한 프로그램으로
만들어 주는 트레이닝

3 STEP

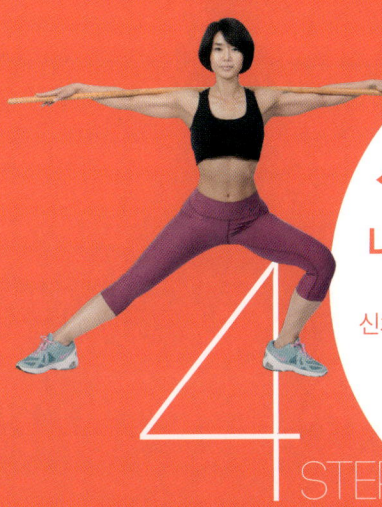

서치 - Body

나만의 경쟁력 바디 찾기 단계

신체의 장점을 찾아서 집중적으로 트레이닝을
한다면, 단점이 자연스럽게 보완되어
경쟁력있는 몸으로 만들어진다.

4 STEP

그냥
부지런한 건
'삽질'
이라고 한다

**이렇게 하면 살이 빠지고, 저렇게 하면 예뻐지고, 그렇게 하면 근육이 나온대!
열심히 따라하면 되는 걸까?**

'부지런한 범재가 부지런하지 못한 천재보다 낫다.' 라는 속담이 있듯이 어떤 분야든 성공스토리의 비결은 늘 한결같은 부지런함이다.

하지만, 단순히 그냥 부지런한 건 '삽질'이다.

육상 금메달리스트였던 장재근씨가 했던, 모든 건강 프로그램의 단골 메뉴인 에어로빅.

　20여 년 전, 에어로빅은 전 국민운동이었다.

　　나 또한 그 시절 그곳에 있었다. 빨리감기(2배속~)를 한 음악에 빨리감기 비디오처럼 춤을 추었다. 숨 쉴 틈도 없이 맹목적으로 무조건 따라 해야만 했다. 그래도, 너무 좋아해서 열심히 하루 5타임을 뛰었다. 그러던 중 더 잘하고 싶다는 생각을 했고 전문 과정을 배우기로 결심했다.

그 시절 전문 과정에 들어오는 사람들은 크게 세 부류로 나뉘었다.

1. 에어로빅을 한 번도 접해보지 않은 사람
2. 어느 기간 에어로빅을 해 본 사람
3. 다른 댄스나 무용을 전공한 사람

삽질 ● "헛된 일을 하다"는 뜻으로 사용되는 한국의 관용어
'삽질하지 마라'는 '헛수고하지 마라'라는 뜻이며, '삽질 계속 해 봤자 아무런 소용이 없다'는 '헛수고 해 봤자 아무런 소용이 없다'는 뜻으로 활용해 쓰고 있다.

모든 과정이 끝나면 검증시험을 보게 되는데 그날의 느낌은 이러했다.

세 번째 부류는 움직임의 기본기가 잘되어 있어 모든 동작을 쉽게 따라했고 시험 또한 무난하게 평가를 마친다.

두 번째 부류는 처음엔 가장 잘하는 것처럼 보였다. 하지만 과정에 들어올 때나 나갈 때나 거의 변화가 없었다.

아마도 동네에서 하던 습성을 버리지 못한 것 같다. 하지만, 한 번도 접해보지 않은 첫 번째 부류는 가장 큰 변화로 기량이 향상되었다. 초심자의 행운이었을까? 아니다! 아무것도 모르고 온 그들은 기본에 충실 했을 것이다. 매일매일 기본 스텝을 몇 백 번씩 연습했을 것이고 그 스텝들이 연결되어 하나의 멋진 작품이 되었을 것이다.

열심히 연습한 기본 스텝이 멋스러운 작품으로 만들어 지는 것처럼 몸을 만들기 위한 트레이닝도 기본 스텝이 필요하다. 올바르고 충실한 연습만이 착한 몸을 만들 수 있다. 착한 식당처럼 말이다.

특히, 보디빌딩(균형미)은 몸을 다지는 작업으로, 바르지 못한 자세로 운동한다면 결코 균형있는 몸을 만들 수 없다. 즉, 운동을 시작하기 전보다 더 못난 몸이 될 수도 있다는 말이기도 하다.

헛되이 밀고, 들며, 당기는 운동은 그만하고, 올바른 기본 스텝으로 몸을 만드는 진정한 즐거움을 알아야 한다.

보디빌딩(균형미)을 위한 기본 충실 '樂 training'은 좀 더 현명하고 즐거운 웨이트(중량) 트레이닝을 위한 'step by step'을 제시한다.

樂 바디

몸을 즐기다

내 몸을 완벽하게 알고 길들이면,
세상 모든 리듬에 즐겁게 자유로이 춤출 수 있다.

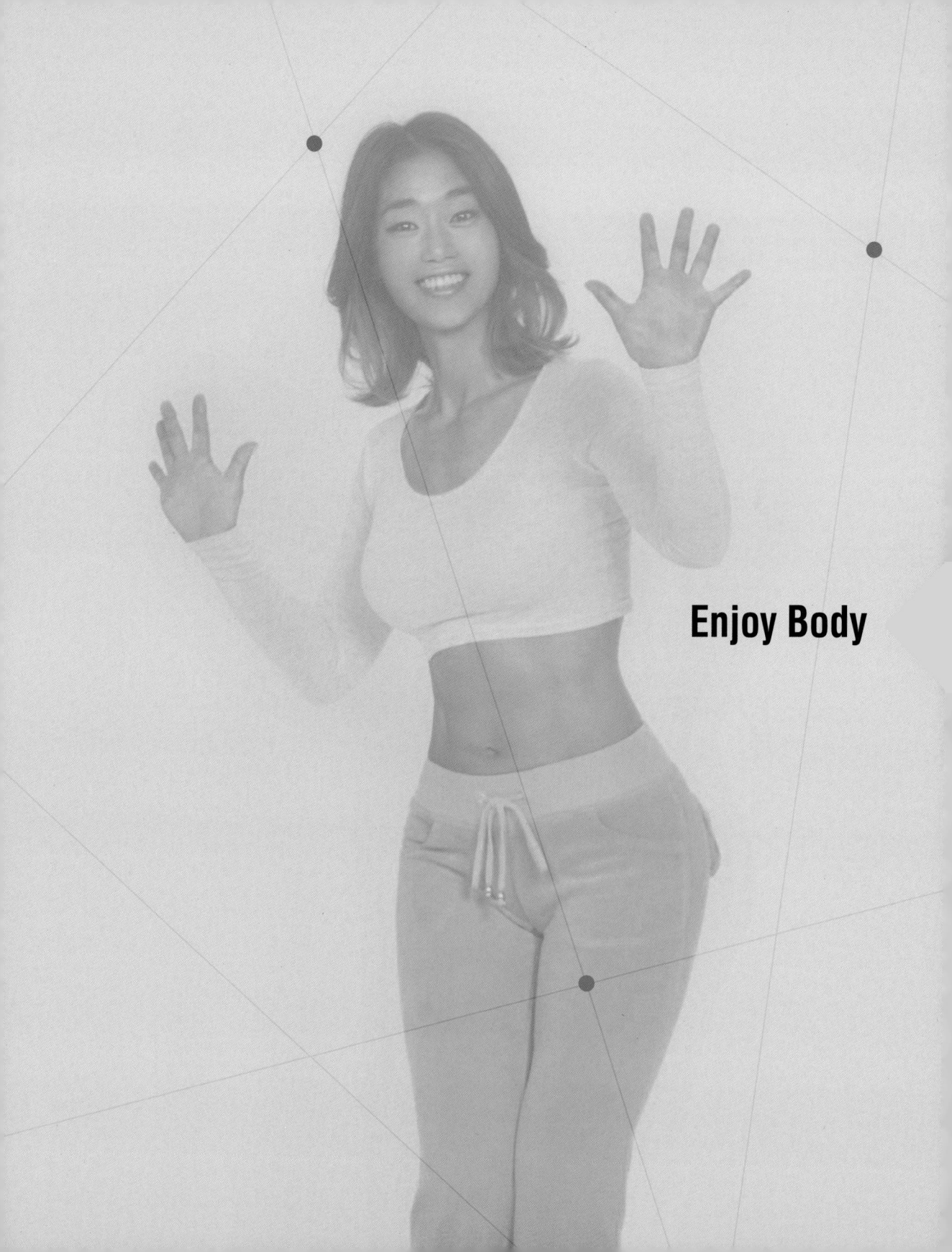

Enjoy Body

내 몸이
내 몸 아니야

내 몸이 운동 기구다
몸을 조립하지 못하면
마음대로 작동할 수 없다.

2007년 〈SBS 김승현. 정은아의 좋은 아침〉에서 진행한 '연간 프로젝트 초고도 비만탈출'이란 코너의 전담 트레이너를 맡았다. 아마도 그때부터 비만이 사회적 문제로 대두되기 시작하여 지금에 이른 것 같다.

방송 3년 전,
보디빌딩 초년생으로 피트니스 트레이너로 활동할 때였다.
살집이 있는 여성분이 운동을 하고 계셨고 돕고 싶은 마음에 약간의 주의와 설명을 해 드렸다. 그런데 그분은 퉁명스럽게 말하셨다.
"제가 이런 게 귀찮아서 운동을 안 왔어요!"
조금은 당황스러웠지만, 그분의 말이 나에겐 이렇게 들렸다.
"제가 뚱뚱해서 자꾸 신경쓰이시죠? 저도 아니까 그만 각인시켜 줘요!"라고
그 분의 마음이 더 상하지 않게 나는 바로 대답했다.
"귀찮게 해드렸다면 죄송합니다. 혹 필요한 게 생기면 말씀해 주세요."

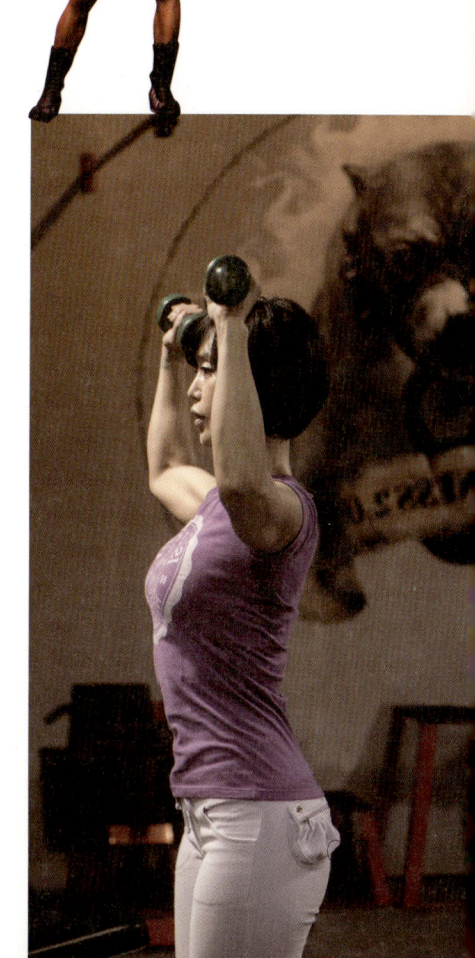

이제 '樂 - Body'를
시작으로
자신의 몸 사용법을
숙지하고 조립한다.

며칠 후 그여성분이 "배 운동을 하고 싶어요!"하며 수줍게 도움을 청하였
고, 나는 즐거운 마음에 열심히 동작설명을 했다.
하지만, 그분의 몸은 '내 마음'이나 '그분 마음'처럼 쉽사리 움직이지 않았다.
아무리 대단한 운동 방법도 내 몸을 내 마음대로 움직일 수 없다면 무용지
물이 되는 것이다.
선수 활동으로 시작했던 웨이트(중량) 트레이닝 초반 나 또한 그러했고, 아
마도 몸을 만들려는 많은 분들이 겪는 일이라고 생각한다. 타고난 운동감
각으로 태어나지 않았다면 말이다.

이 날을 시작으로 만들어진 '樂 – training'
'樂 – training'은 나의 운동 척도가 되었고
나를 국가대표 여성 보디빌더로 만들어 주었다.

樂 요소 ENJOY PROGRAM FIVE

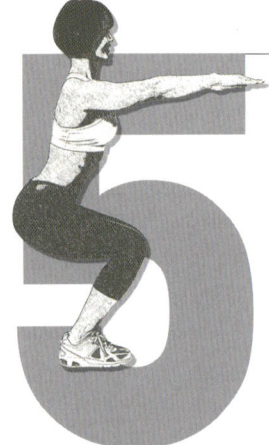

1 one

잘 서고, 잘 앉고, 잘 눕기

"보디 얼라이먼트" 균형을 잡고 바르게 몸을 세운다.
아름다운 성을 쌓으려면 기초 골조가 튼튼해야 하는 법이다.

2 two

몸 늘리기

"똑같은 운동을 100명에게 실시한다고 똑같은 몸이 나올까?"
근육 운동은 근이 이완(늘림)되고 수축(오그라듦)하는 운동이다.
겉으로 보이는 동작은 같지만 눈에 보이지 않는 각자의 근육사용으로 운동강도는 달라진다.
많이 늘린 고무줄이 더 빠르게 오그라드는 것처럼 더 많이 이완(늘림)하면 좀 더 탄력적인 수축(오그라듦)으로 운동효과는 더 높아진다.

3 three

원 그리기

"비 온 뒤에 땅이 더 굳는다."
근육이 어떤 힘(중량, 공기, 중력)에 저항하면 상처가 생긴다.
상처가 아물기 위한 에너지가 필요하여 칼로리 소모는 높아지고, 치유과정을 통해 좀 더 크고 단단해진 근육은 불어난 덩치만큼 밥을 많이 먹게 되어 기초대사량은 높아지는 것이다.
저항을 높이려면 한 방향보다 큰 원을 그리듯 움직여주는 것이 좋다.
근육이란 무대를 빈 공간없이 채우려면 더 큰 움직임이 필요하다.

4 four

공기저항 하기

공기저항이란, 공기 속을 운동하는 물체가 공기로부터 받는 저항을 지칭한다.
즉, 이것은 과학이다.
우리의 몸을 둘러싸고 있는 공기벽이 없다면 몸은 지금의 형태를 가질 수도 없으며 유지할 수 없다. 가상의 공기모형(에어쿠션, 에어미스트, 에어워터)을 만들어 누르고 ,가르고, 치고, 밀고 당겨보도록 하자.
이를 통해 실감나는 즐거운 트레이닝이 될 것이다.

5 five

리듬 타기

리듬은 몸을 자유롭게 만들고 한계를 넘어 아름다운 신체 활동을 만든다.
한 호흡에 물 흐르듯 움직이면 가벼운 몸, 즐거운 몸, 아름다운 몸이 만들어진다.
마치 창공을 나는 독수리처럼 말이다.

자~ 이제
좋아하는 음악을 틀고
즐거운 비행을
시작해보자~

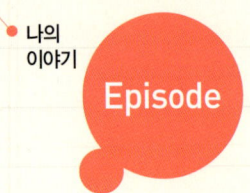

무작정했던 운동, 작정하고 덤비다!

까만 피부,
어려서부터 류마티스 관절염으로 툭하면 붓는 무릎,
100m 달리기를 22초에 뛰는,
체육시간에도 교실을 지켰던 나는 약골이었다.

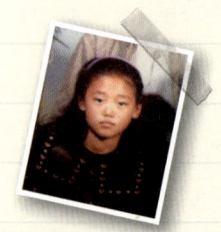

초등학교 5학년, 마음은 저 앞을 향해 달려가는데 몸이 따라주지 않아 답답했던 난 친구가 다니던 태권도장을 따라갔다. 도장입구에서 운동하는 아이들을 구경하며 무작정 한 달 동안 앉아만 있었다. 그 모습을 지켜 본 관장님은 "너도 그냥 운동해라" 하시며 도복을 챙겨 주셨고, 늘 몸이 약해 걱정하셨던 부모님 몰래 태권도장 깍두기 회원으로 등록하면서 그렇게 나의 운동인생은 시작되었다.

남자 아이들을 바닥에 쓰러트리고 '억순이'라 불리며 성장하던 나는 열아홉 살이 되던 해에 어머니의 손에 이끌려 요상한 곳에 가게 된다.

앗! 그곳에서 나는 문화적, 정신적인 큰 충격을 받았었다.

춤과 음악이 결합된……. 운동도 아니고, 춤도 아닌…….

바로 **"에어로빅"**을 만난 것이다.

그 후로 난 아침도, 점심도 못 먹고 뛰어다니기를 반복 할 만큼 에어로빅에 미쳐 버렸다.
때론, 새벽 타임을 못 나갈까 밤을 꼬박 샌 적도 파다했다.
더 알고 싶고 더 잘하고 싶었다. 그래서 매일 새벽 경기도 평택에서 서울 마포로 지도자 교육을 받기위해 통근 기차에 몸을 실었다.

나의 고민은 늘 하나였다.
'어떡하면 예쁜 동작을 만들 수 있을까?'
생각 끝에 내린 결론은 '몸이 날씬하고 예쁘면 동작도 예쁘겠구나!'
곧장 동네 헬스클럽으로 뛰어간 나는 용감하게 말했다.
"아저씨! 살 빼려는데 얼마에요?"
그때, 나를 빤히 쳐다보며 던진 관장님의 한 마디가 내 보디빌딩 역사의 시작이 되었다.

"빼지 말고 만들지!"

그 후로 지금까지 나는 몸 만드는 일을 지속하고 있다.
춤과 음악이 결부된 나의 작업은 리듬과 박력이 언제나 함께 한다.

20년이 지난 지금, 감사하다는 이야기를 전하고 싶다.
무작정 태권도 도장에 앉아 있던 초등학교 5학년 약골 아이,
무작정 새벽 기차를 타고 에어로빅을 하려고 뛰어다닌 20대 여인,
무작정 살 빼려 헬스장에 간 성격 급한 평택 서정동 주민이었던 나를
지금의 길로 인도해 주신 모든 분들에게
이 책을 빌려 무작정 감사드린다.

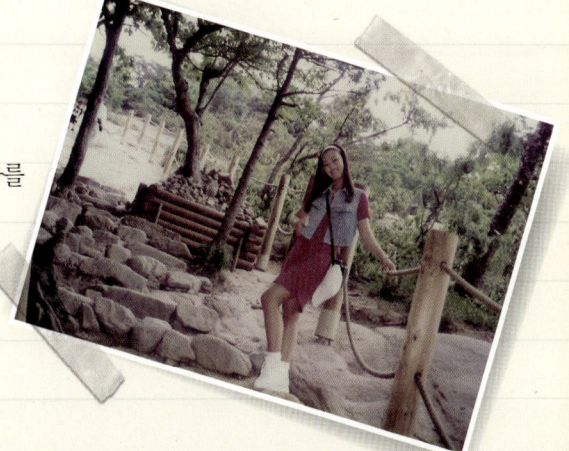

Q. 먹고 싶지 않으시죠?

'죽기보다 밥숟가락 놓기가 더 힘들다.'
맛있는 음식에 어찌 손이 가지 않겠습니까?

Q. 매일 음식 조절하시죠?

언제부터인지 칼로리를 계산하고
탄수화물, 지방, 단백질의 비율을 생각하는 저를 보았습니다.
조절합니다.
하지만 항상 즐겁게 먹습니다.

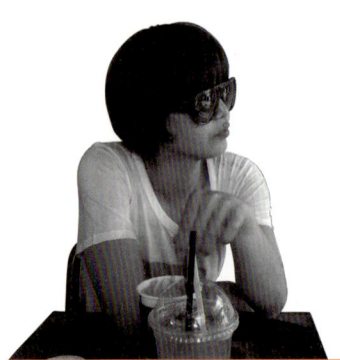

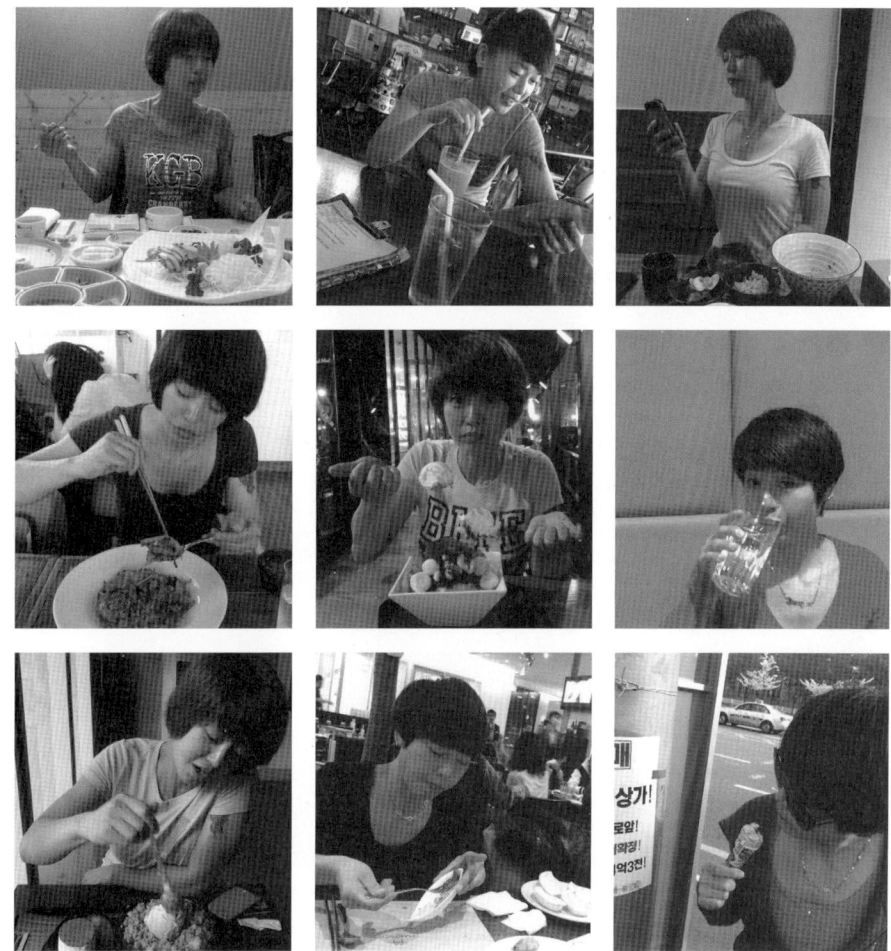

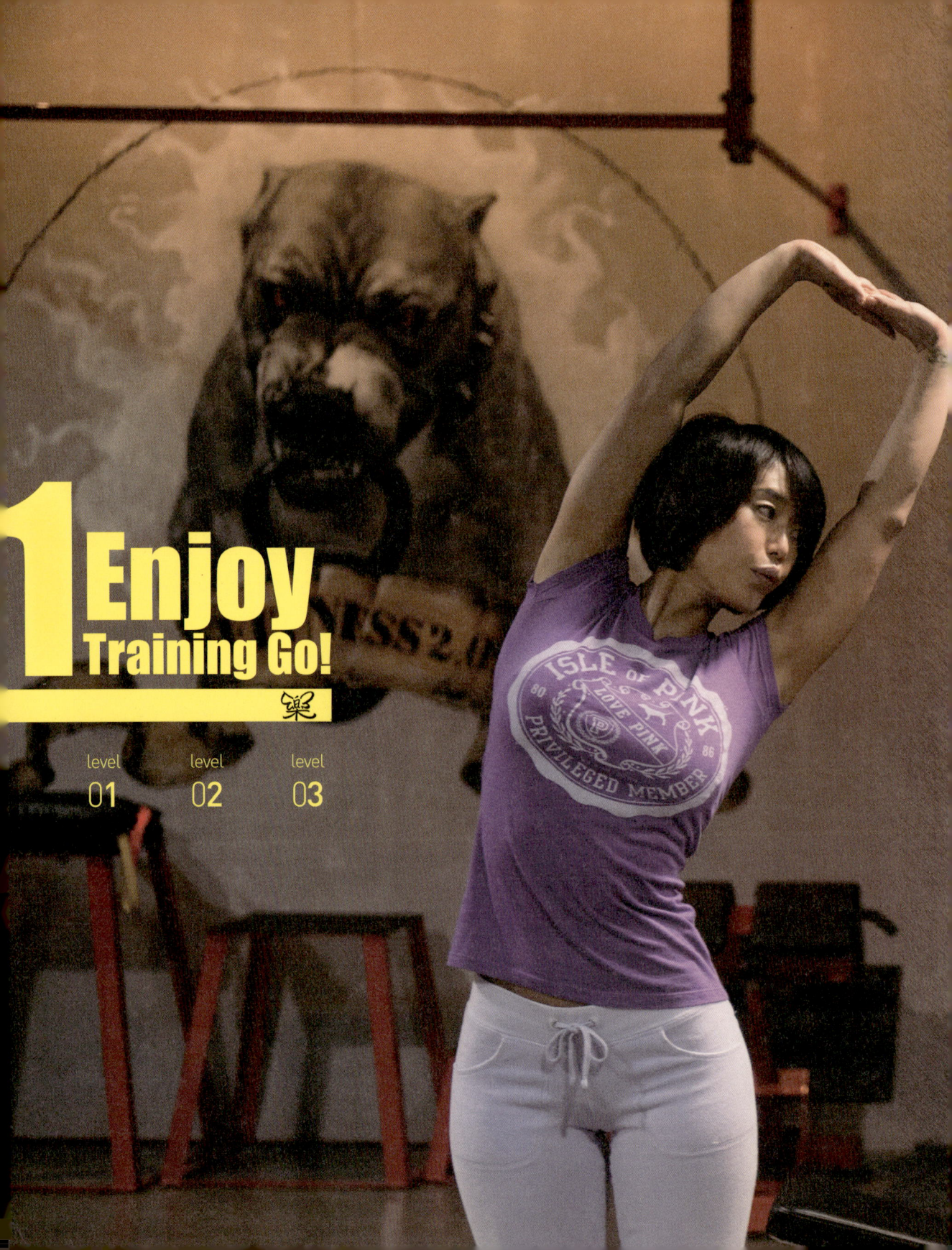

1 Enjoy
Training Go!
樂

level
01

level
02

level
03

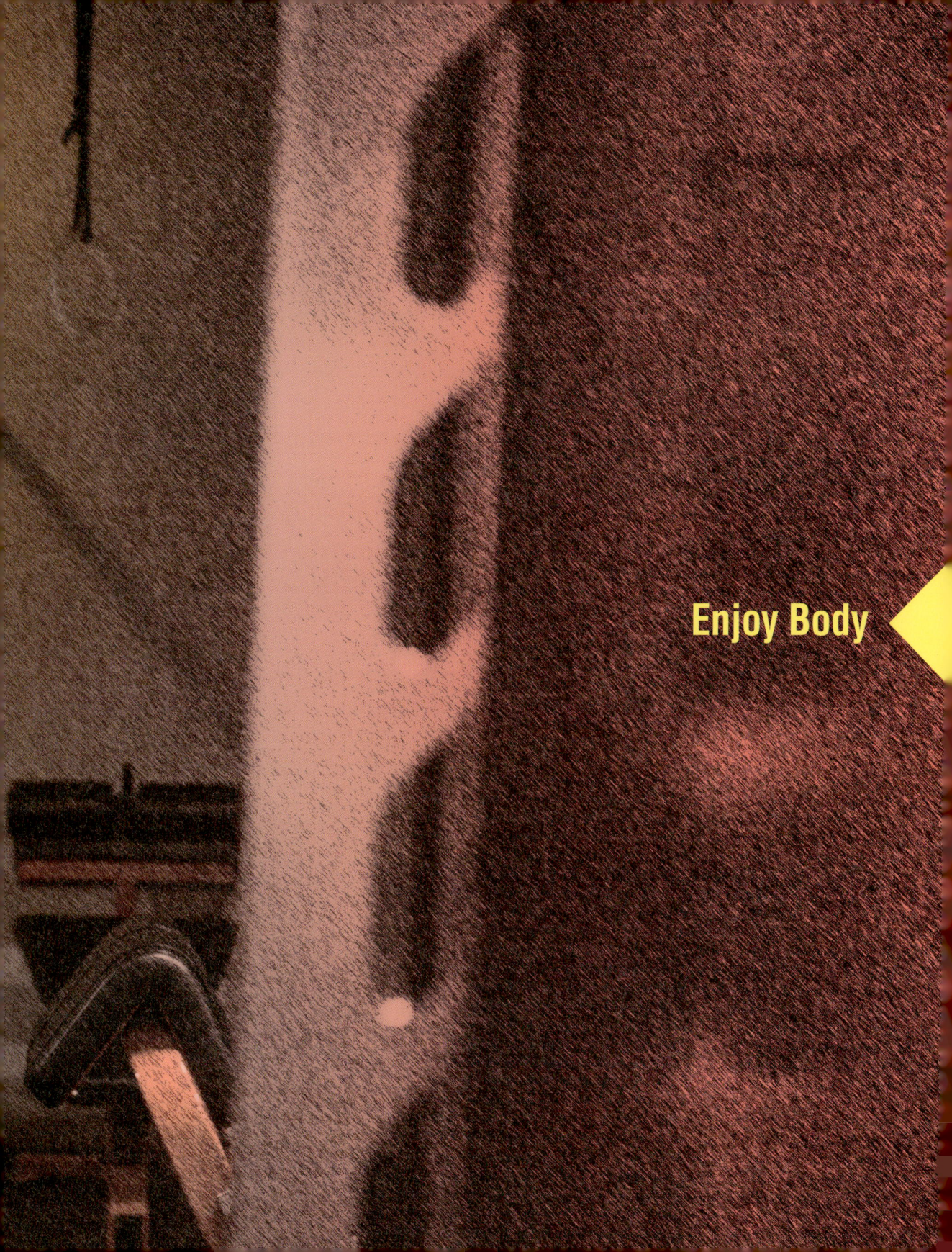

Enjoy Body

ENJOY BODY

TRAINING GO!
사용설명서

단계별 6가지(A~F) 콤비네이션 동작
동작의 강도가 점점 올라갑니다.
몸에 무리가 되지 않도록 순서대로
진행하세요.

3단계 프로그램
(1-2-3) 단계로 난이도가
올라 갑니다.
차근차근 순서대로 진행하여
몸이 길들여지면 다양한
콤비네이션(조합)으로 좀 더
즐겁게 운동 강도를 높이세요.

호흡 · 들숨
들이마시는 호흡을 말합니다.
입은 다물고 코로 '~흡'

D
LEVEL
01

다리 앞으로 늘리기
하체 분리 움직임 익히기

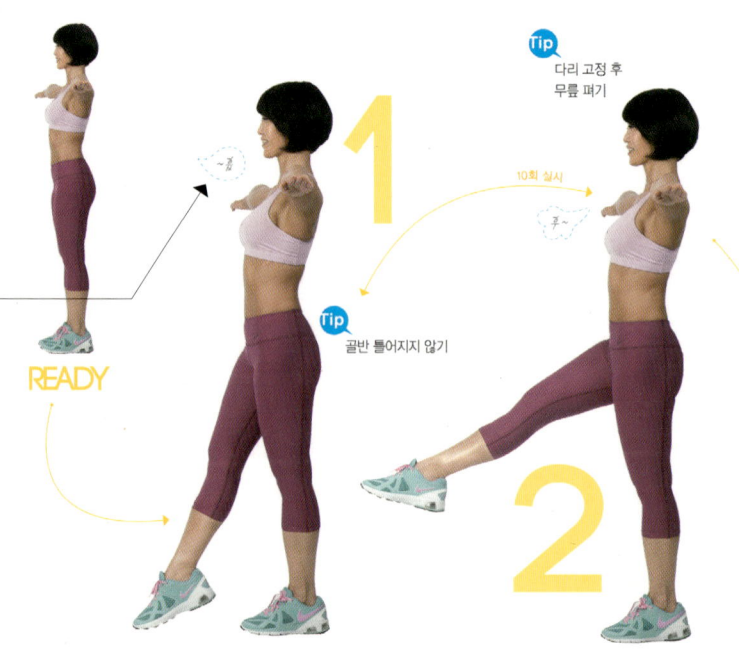

Tip
다리 고정 후
무릎 펴기

10회 실시

Tip
골반 틀어지지 않기

READY

1

2

READY 양팔을 옆으로 뻗는다.

1 (들숨) 발끝을 세워서,
앞으로 멀리 놓는다.

2 (날숨) 앞으로 발끝을 밀어
다리를 늘리며 올린다. ▶

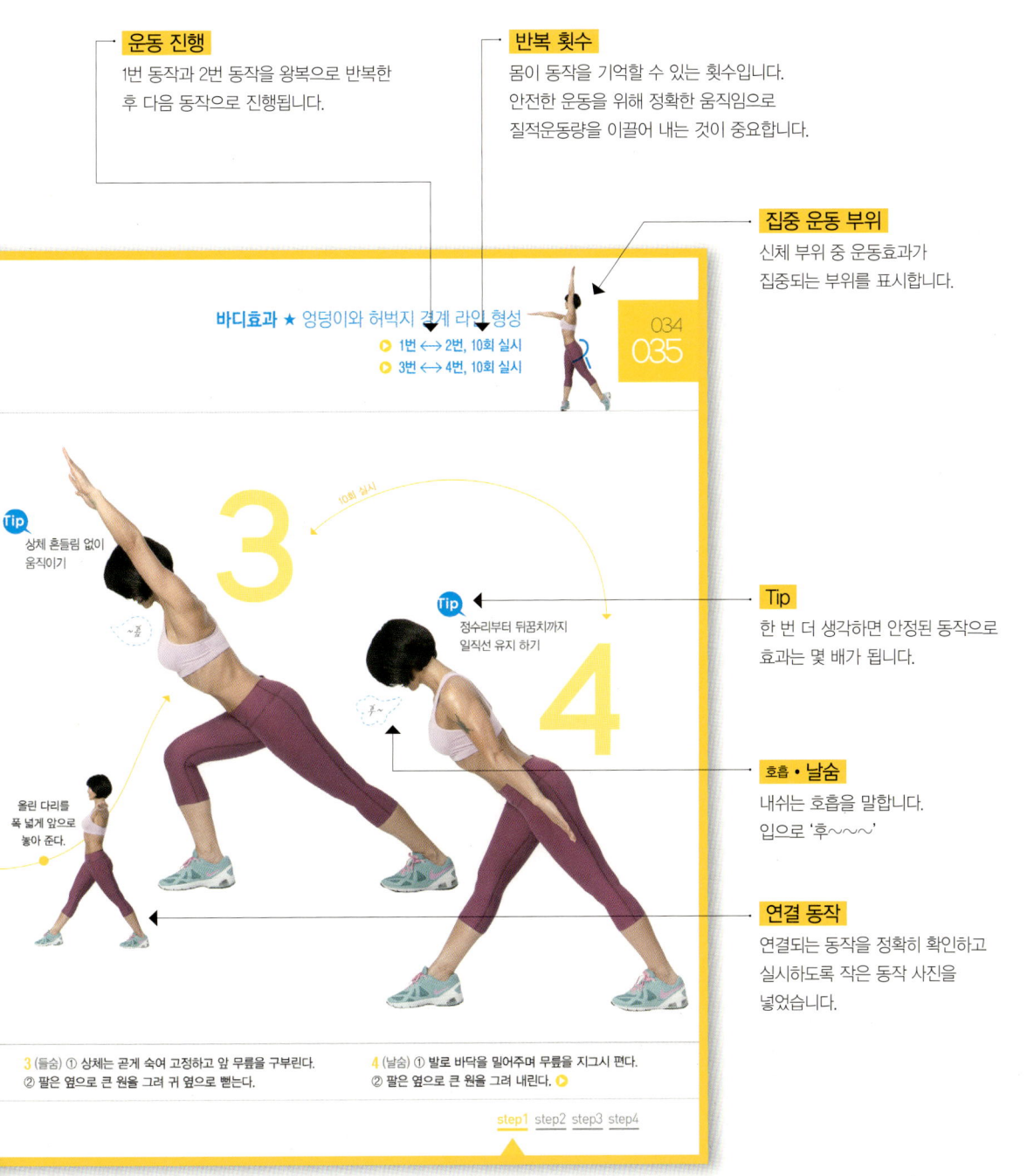

운동 진행
1번 동작과 2번 동작을 왕복으로 반복한
후 다음 동작으로 진행됩니다.

반복 횟수
몸이 동작을 기억할 수 있는 횟수입니다.
안전한 운동을 위해 정확한 움직임으로
질적운동량을 이끌어 내는 것이 중요합니다.

집중 운동 부위
신체 부위 중 운동효과가
집중되는 부위를 표시합니다.

바디효과 ★ 엉덩이와 허벅지 경계 라인 형성
▶ 1번 ↔ 2번, 10회 실시
▶ 3번 ↔ 4번, 10회 실시

034
035

10회 실시

3

Tip 상체 흔들림 없이
움직이기

Tip 정수리부터 뒤꿈치까지
일직선 유지 하기

4

올린 다리를
폭 넓게 앞으로
놓아 준다.

Tip
한 번 더 생각하면 안정된 동작으로
효과는 몇 배가 됩니다.

호흡 • 날숨
내쉬는 호흡을 말합니다.
입으로 '후~~~'

연결 동작
연결되는 동작을 정확히 확인하고
실시하도록 작은 동작 사진을
넣었습니다.

3 (들숨) ① 상체는 곧게 숙여 고정하고 앞 무릎을 구부린다.
② 팔은 옆으로 큰 원을 그려 귀 옆으로 뻗는다.

4 (날숨) ① 발로 바닥을 밀어주며 무릎을 지그시 편다.
② 팔은 옆으로 큰 원을 그려 내린다. ▶

step1 step2 step3 step4

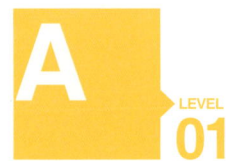

발 모아 앉기

바르게 앉고 서기를 통한 자세 교정

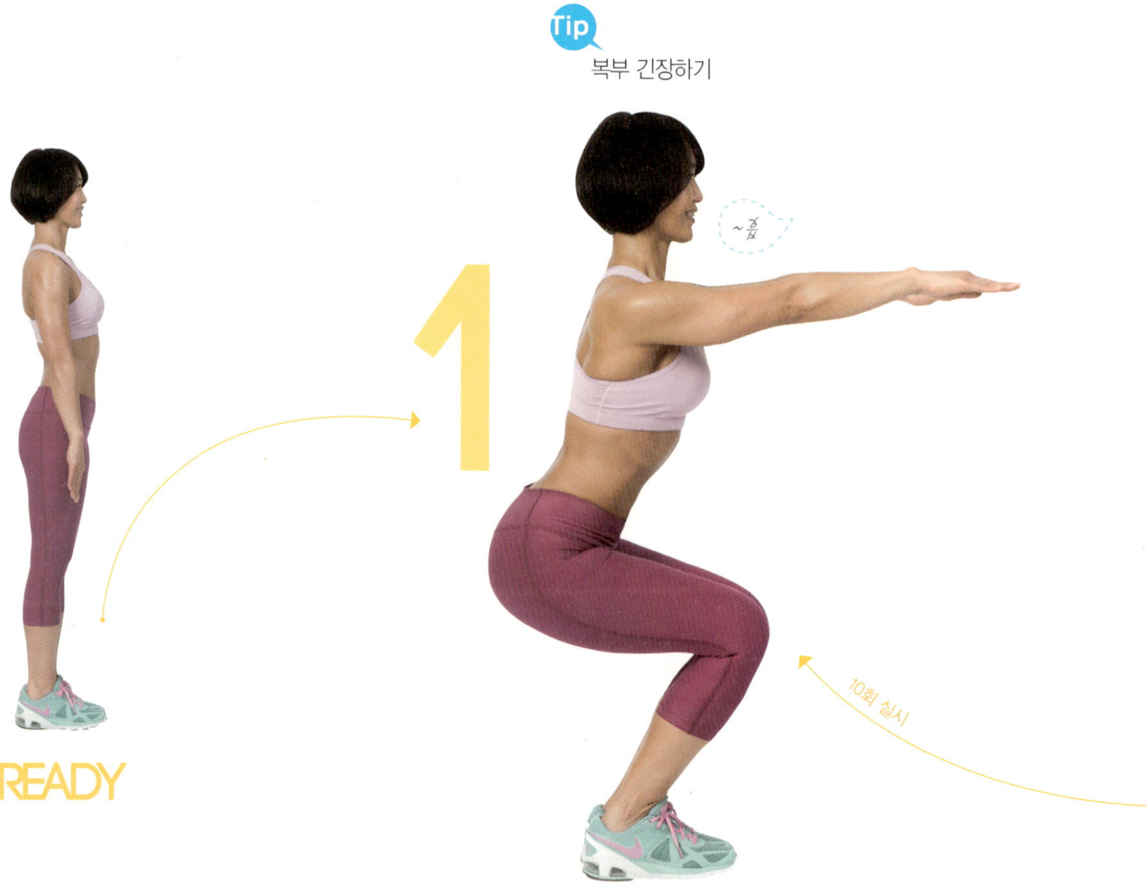

A LEVEL 01

Tip
복부 긴장하기

1

READY

10회 실시

READY 배꼽을 중심으로 몸을 위아래로 늘인다.

1 (들숨) ① 허벅지 안쪽은 붙이고, 발은 바닥을 밀어주며 앉는다.
② 손끝을 밀어 앞으로 쭉 뻗는다.

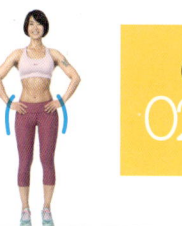
2

Tip 팔과 다리의 움직임
속도 일치하기

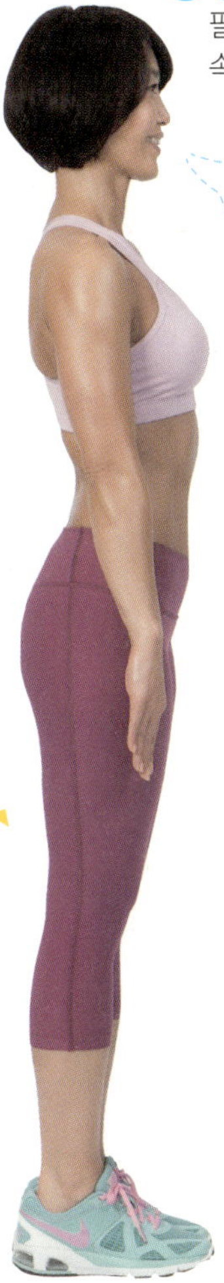

후~

Tip 상체 곧게 펴기

후~

~쉿

10회 실시

3

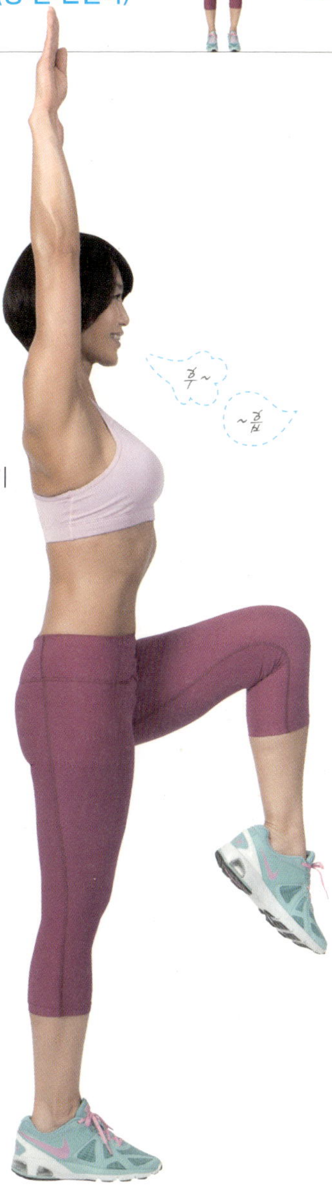

2 (날숨) ① 정수리를 누군가 위로 잡아 당기듯 몸을 늘인다.
② 손끝을 밀어 앞으로 큰 원을 그리면서 내린다. ▶

3 무릎을 접어 올리며, 양팔을 앞으로 큰원을 그리며
위로 쭉 뻗는다. (올릴 때는 날숨, 내릴 때는 들숨) ▶

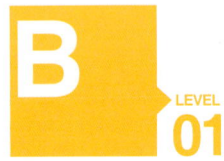

팔 펴 당기기

LEVEL 01

신체 움직임 절제하기

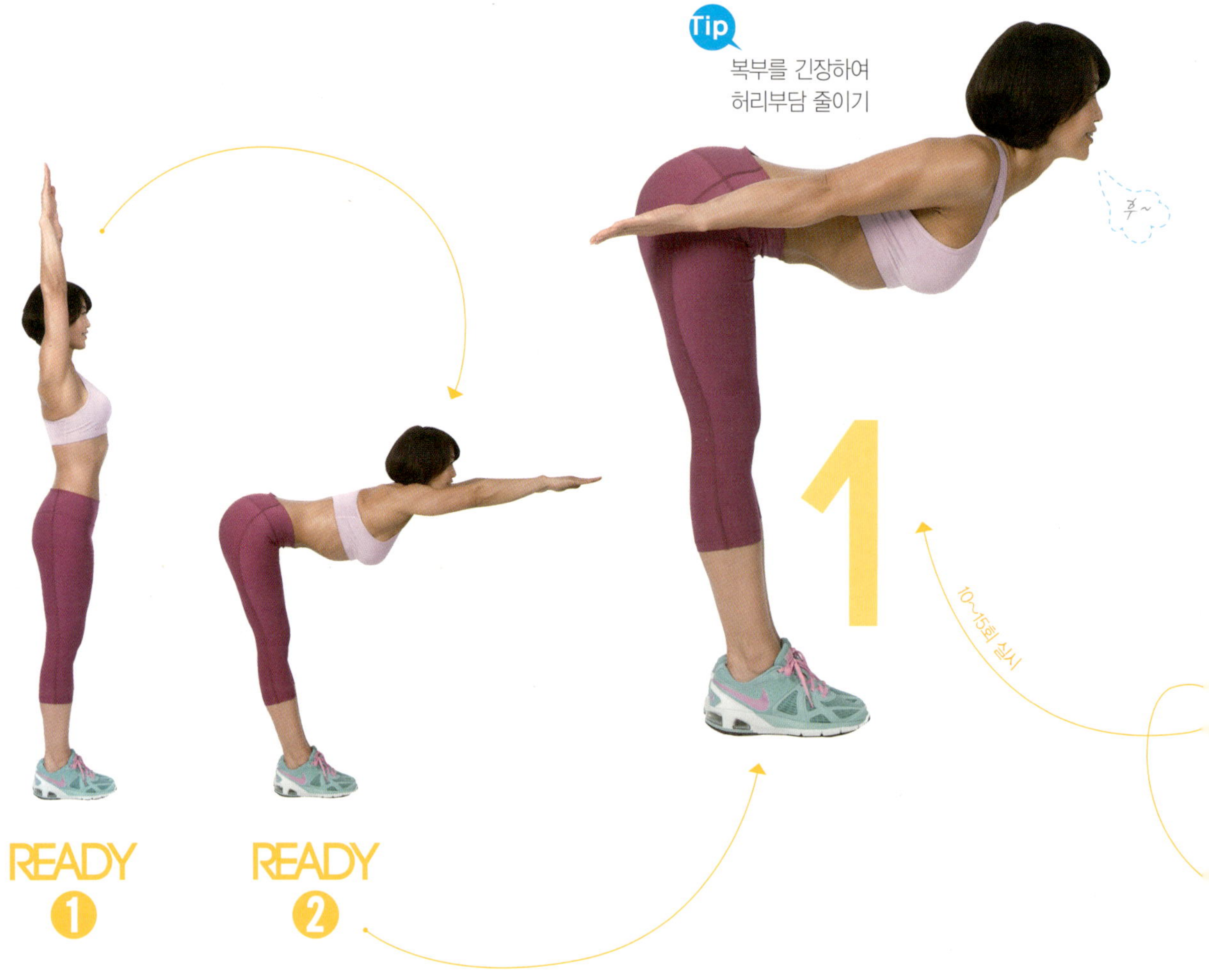

Tip
복부를 긴장하여
허리부담 줄이기

후~

1

10~15회 실시

READY
①

READY
②

READY ① 발은 바닥으로 밀어 주고,
팔은 위로 뻗는다.

READY ② 상체를 곧게 펴고,
엉덩이 관절을 접어 내린다.

1 (날숨) 손끝을 밀어 아래로 큰 원을 그리면서
뒤로 뻗으며 무릎을 편다.

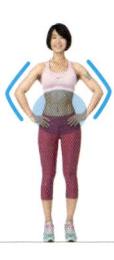

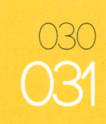

바디효과 ★ 복부, 척추 기립근 강화 & 팔 라인형성

1번 ⟷ 2번, 10~15회 실시

Tip
엉덩이를 위로 당겨주기
~흡
2
Tip
목에 힘 빼기
후~
3

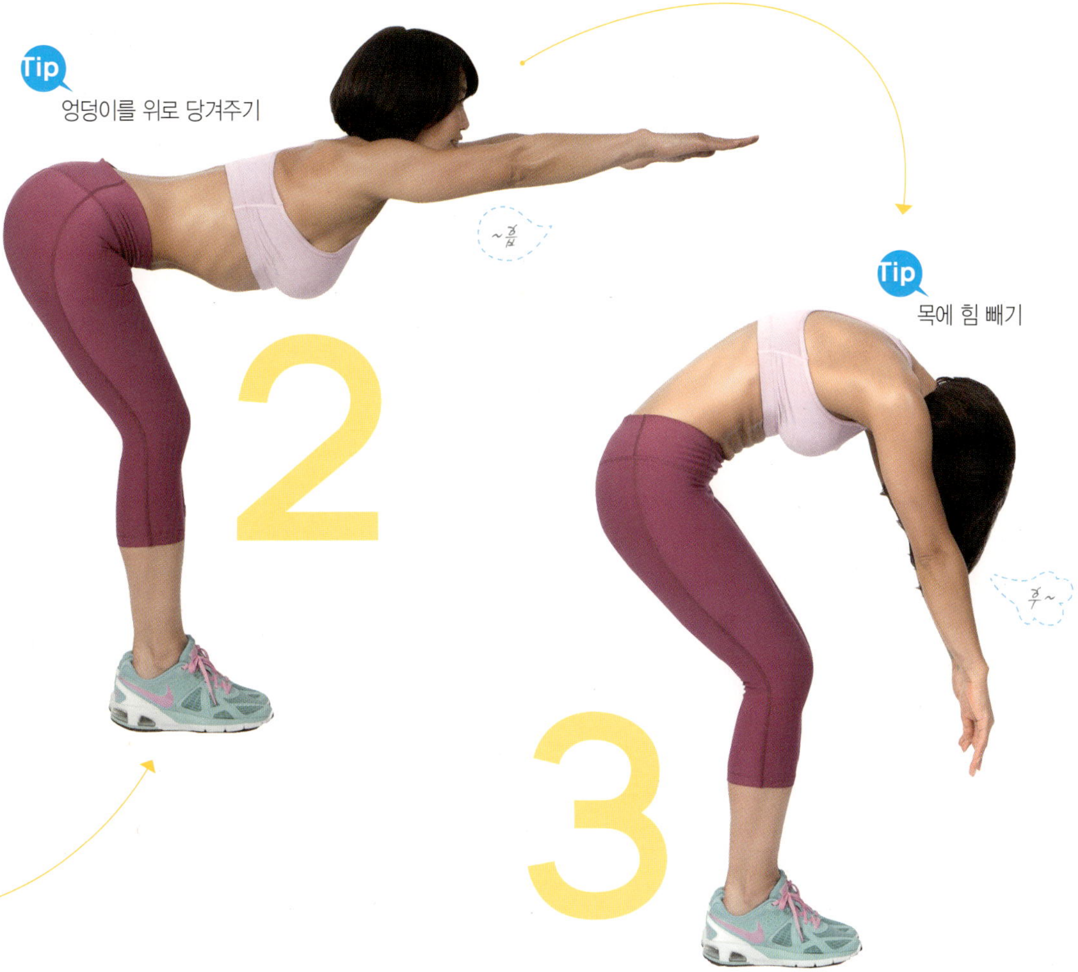

2 (들숨) ① 허벅지 안쪽을 붙이고 무릎을 살짝 구부린다.
② 팔은 아래로 큰 원을 그리면서 앞으로 쭉 뻗는다.

3 (날숨) 상체 힘을 빼고 내린 후 등을 동그랗게 말아 올려 선다.

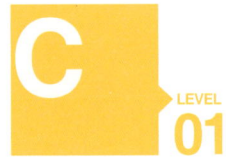

C

LEVEL 01

전신 늘려 앉차기

균형을 잡는 중심(복부, 척추 기립근)근육 활용하기

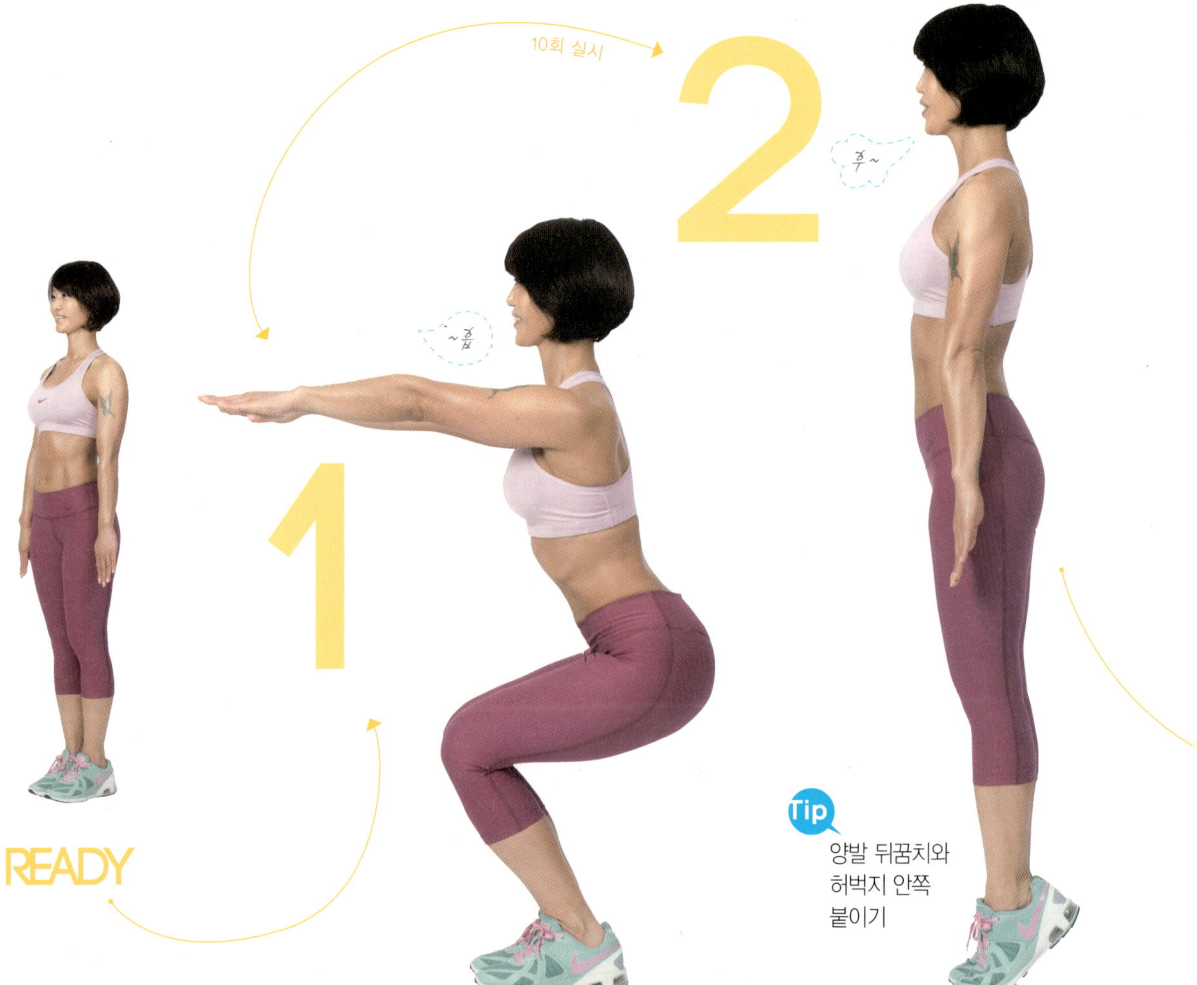

10회 실시
2
~흡
후~
1
READY
Tip
양발 뒤꿈치와
허벅지 안쪽
붙이기

READY 손끝은 아래로 밀고 가슴을 편다.

1 (들숨) 손끝을 밀면서 앞으로 쭉 뻗고, 발바닥 전체로 바닥을 밀어 주며 앉는다.

2 (날숨) 키가 커지는 느낌으로 뒤꿈치를 최대한 올린다.

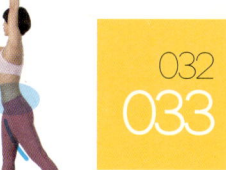

바디효과 ★ 앞쪽 허벅지 라인 형성

▶ 1번 ↔ 2번, 10회 실시
▶ 3번 ↔ 4번, 10회 실시 (양 발 번갈아)

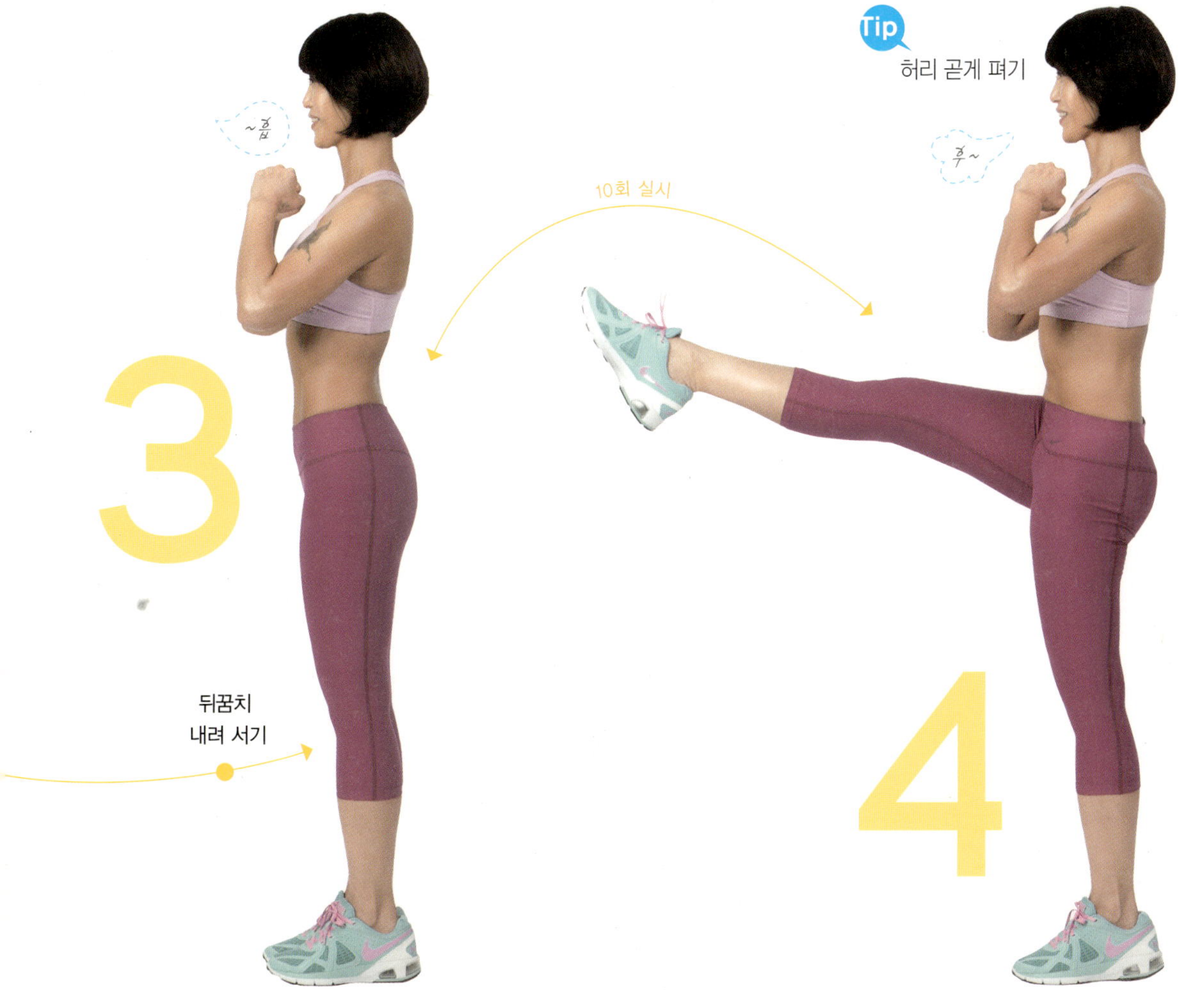

3

~쯥

10회 실시

Tip
허리 곧게 펴기

주~

뒤꿈치
내려 서기

4

3 (들숨) 가슴 앞에 주먹을 쥔다.

4 (날숨) 발끝을 밀어 앞으로 찬다. ▶

step1 step2 step3 step4

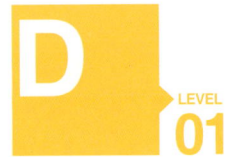

다리 앞으로 늘리기

하체 분리 움직임 익히기

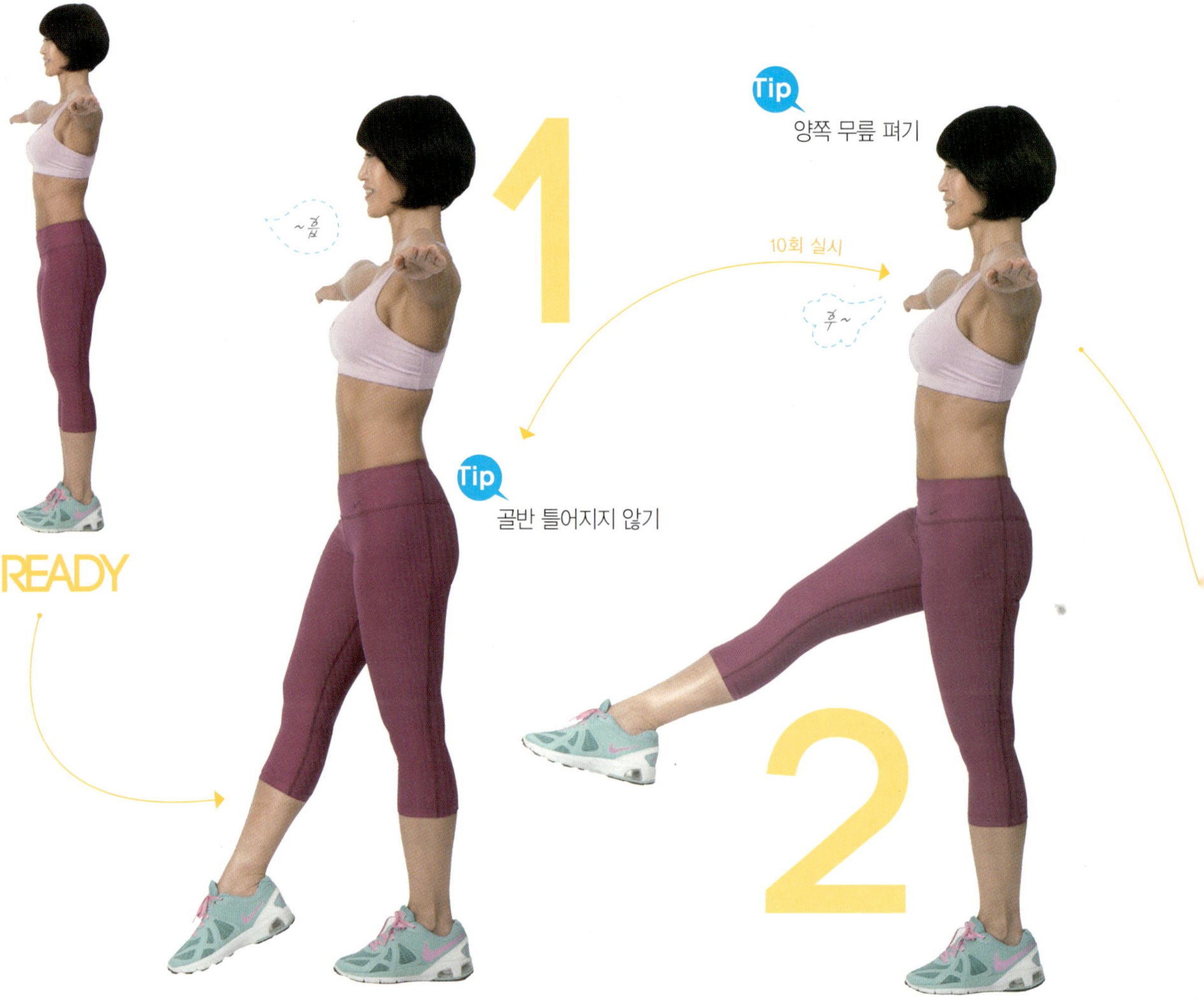

D LEVEL 01

READY

1

Tip
골반 틀어지지 않기

~큼

Tip
양쪽 무릎 펴기

10회 실시

주~

2

READY 양팔을 옆으로 뻗는다.

1 (들숨) 발끝을 세워서 앞으로 멀리 놓는다.

2 (날숨) 앞으로 발끝을 밀어 다리를 늘리며 올린다. ▶

바디효과 ★ 엉덩이와 허벅지 경계 라인 형성

▶ 1번 ⟷ 2번, 10회 실시

▶ 3번 ⟷ 4번, 10회 실시

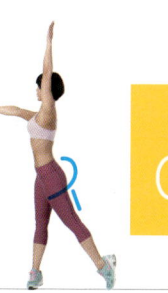

Tip
상체 흔들림 없이
움직이기
3
10회 실시
~흡
Tip
정수리부터 뒤꿈치까지
일직선 유지 하기
4
후~
올린 다리를
폭 넓게 앞으로
놓아 준다.

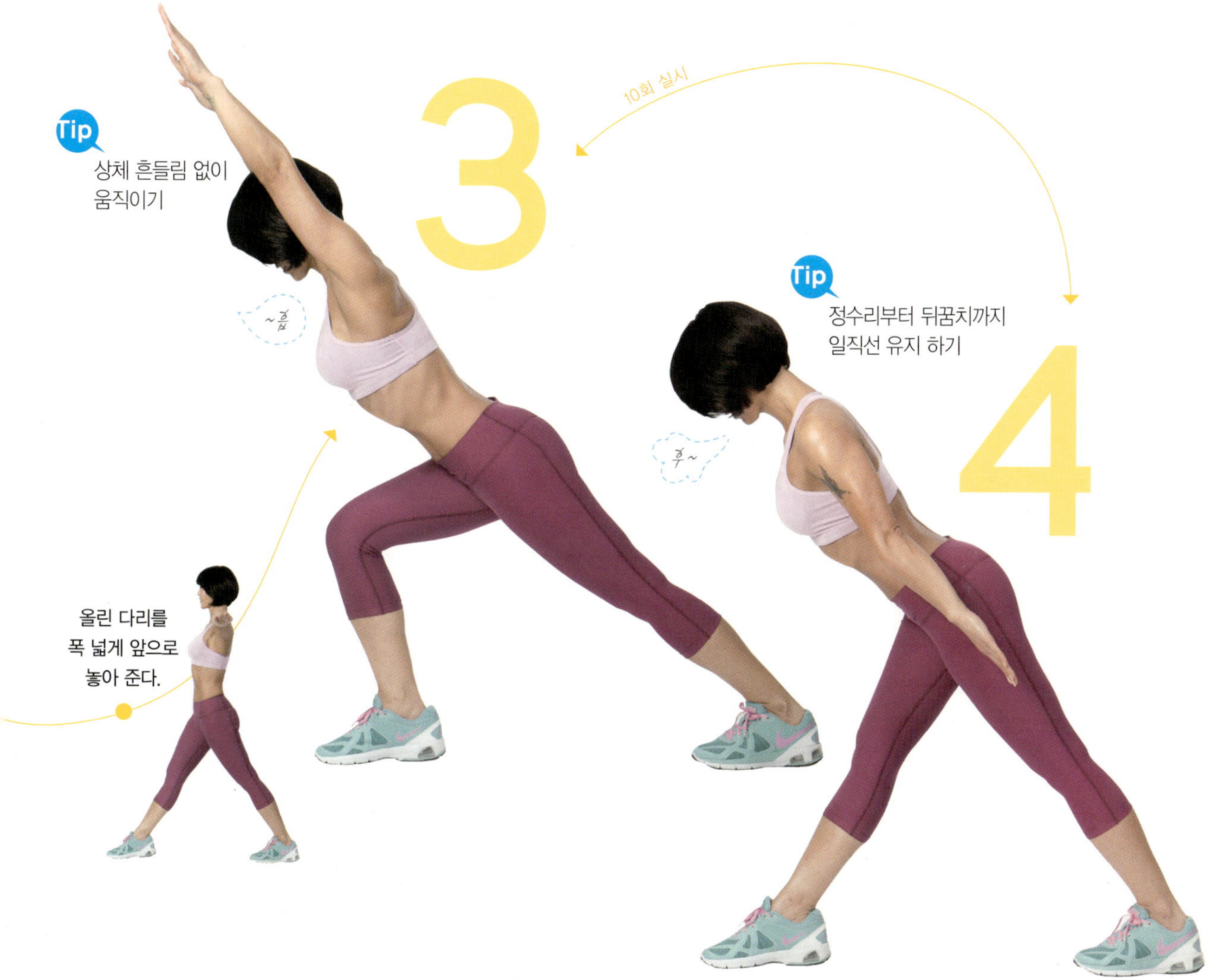

3 (들숨) ① 상체는 곧게 숙여 고정하고 앞 무릎을 구부린다.
② 팔은 옆으로 큰 원을 그려 귀 옆으로 뻗는다.

4 (날숨) ① 발로 바닥을 밀어주며 무릎을 지그시 편다.
② 팔은 옆으로 큰 원을 그려 내린다. ▶

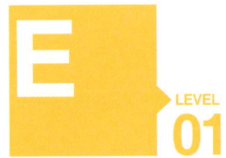

발 모아 뛰기

근육을 길고 탄력적으로 사용하기

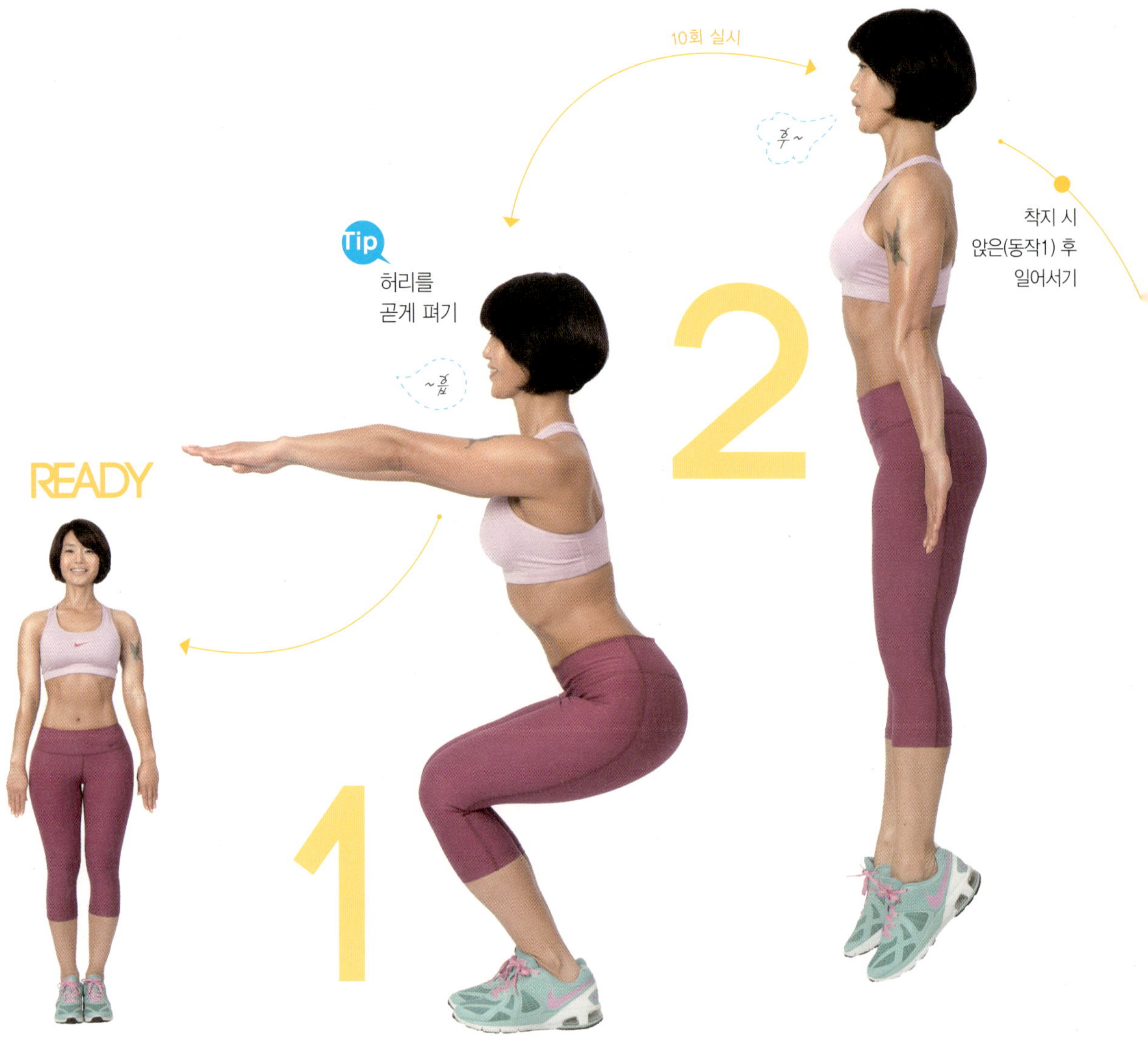

E LEVEL 01

10회 실시

Tip
허리를
곧게 펴기

~흡

후~

착지 시
앉은(동작1) 후
일어서기

READY

2

1

READY 어깨를 내리며 가슴이
위를 보도록 선다.

1 (들숨) 팔은 손끝을 밀어 앞으로 뻗고
엉덩이는 뒤로 밀어 앉는다.

2 (날숨) 손끝과 발끝을 아래로 밀어주며
최대한 몸을 늘려 뛴다. ▶

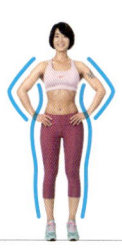
Tip
뒤꿈치 살짝 들고 뛰기

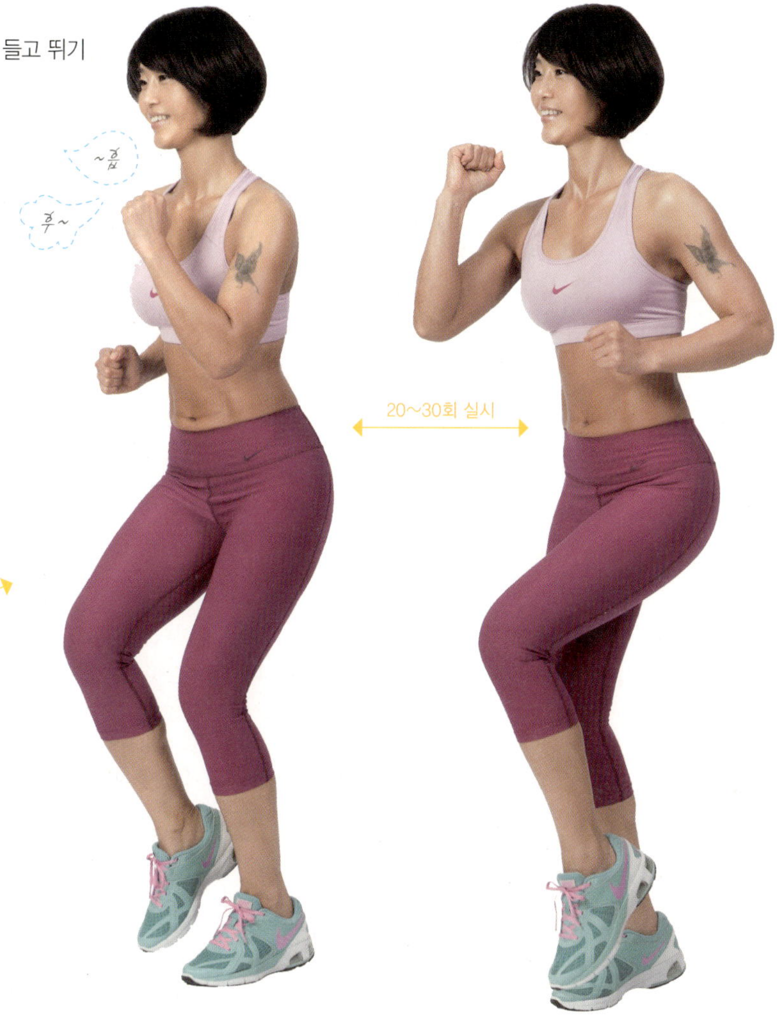

~흡

후~

20~30회 실시

3

3 호흡은 짧게(날숨, 들숨) 반복하며, 발을 모으고 빠르게 뛴다. ▶

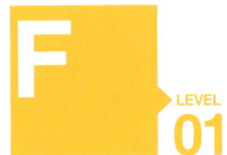

팔 돌려 몸 틀기

LEVEL 01

원심력을 이용한 균형감각 키우기

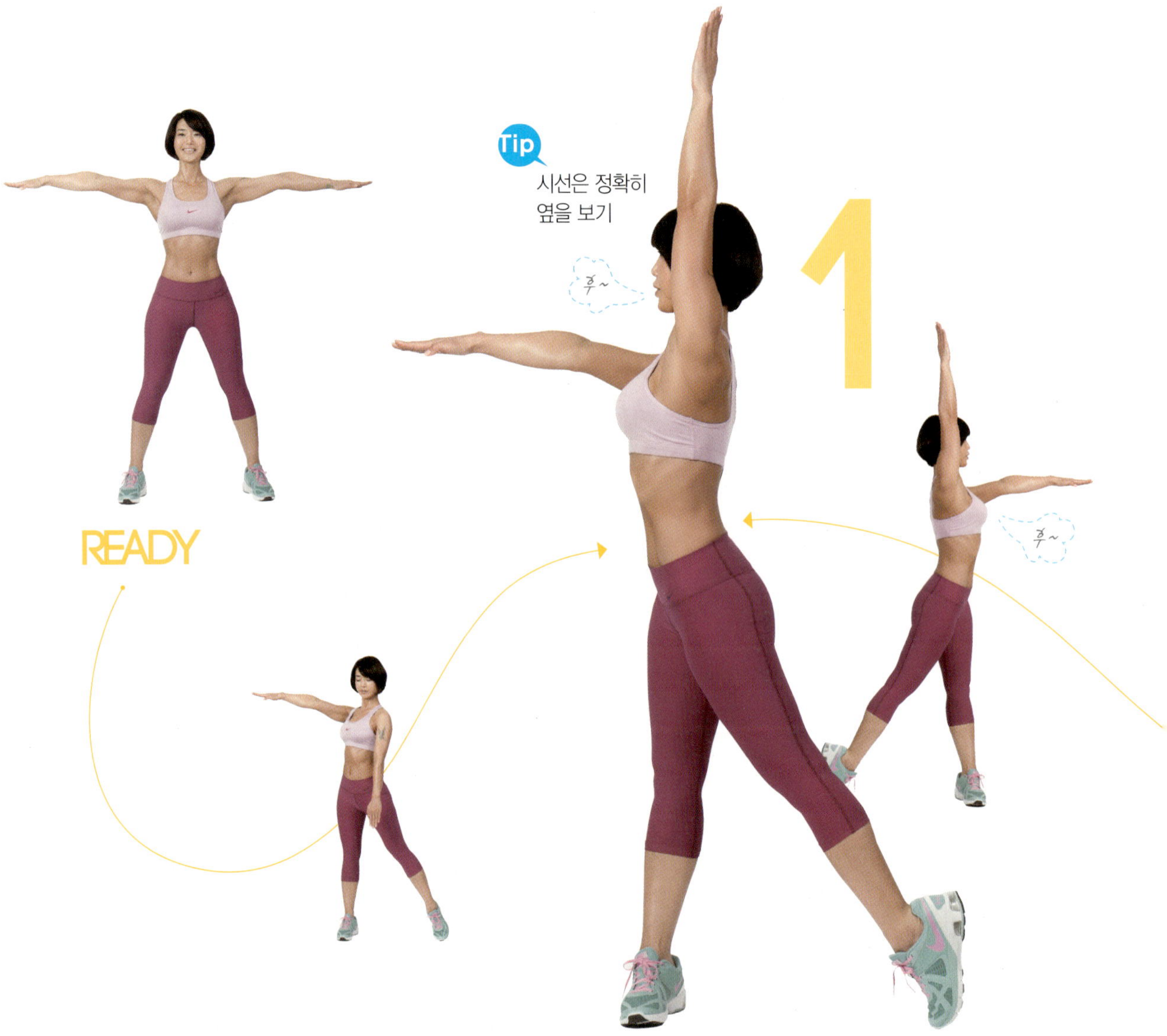

Tip 시선은 정확히 옆을 보기

후~

후~

1

READY

READY 발끝이 살짝 밖을 향하도록 하여 어깨 너비로 서고, 양팔은 옆으로 뻗는다.

1 (날숨) ① 한쪽 팔을 아래로 큰 원을 그리면서 위로 뻗는다.

② 고정된 팔쪽 다리로 중심을 이동하여 몸을 틀어 주며 뒷발끝을 세운다.

바디효과 ★ 팔 & 허리 라인 형성
- ▶ 1번 ↔ 2번, 10~15회 실시 (좌우 번갈아)
- ▶ 3번, 5회 실시

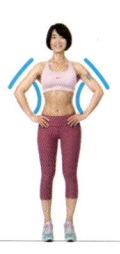

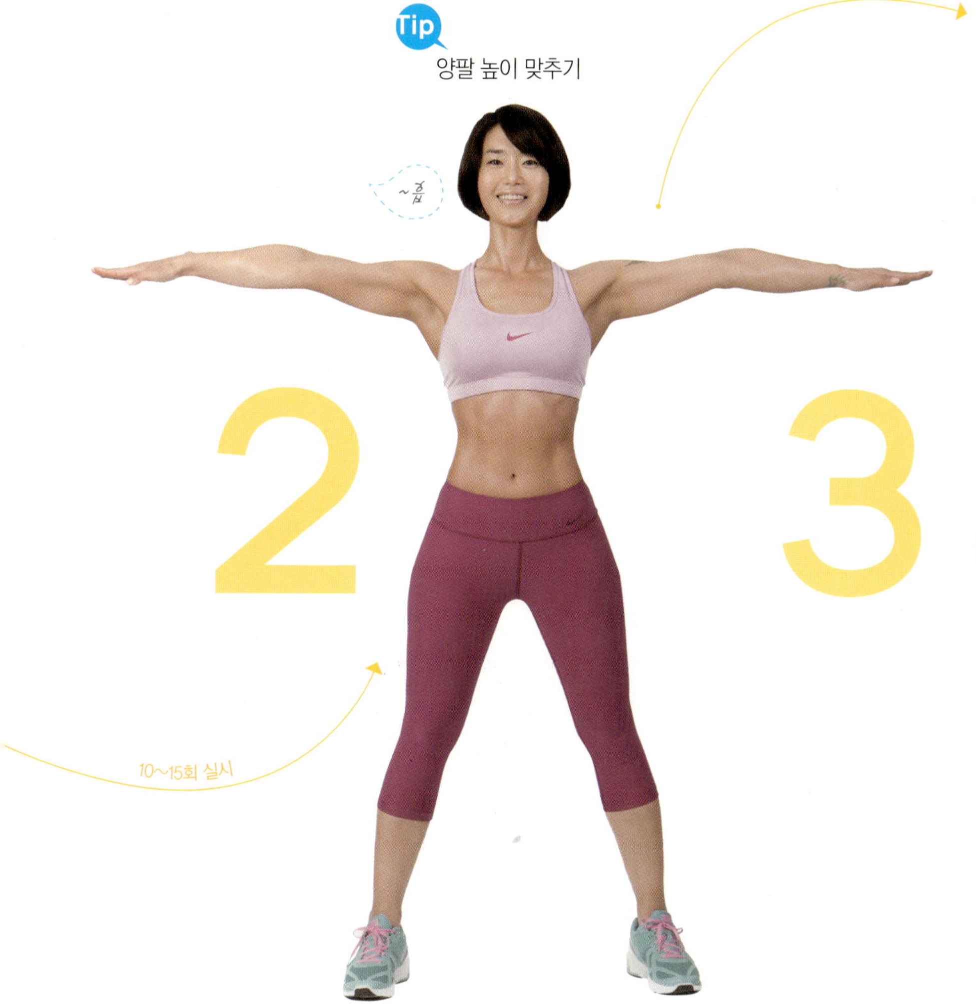

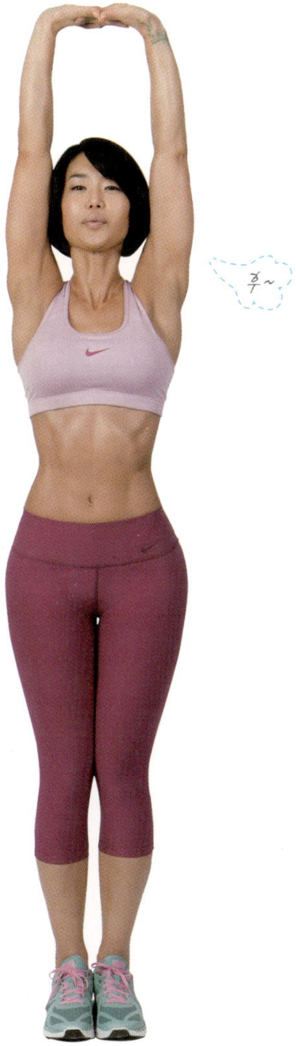

Tip
양팔 높이 맞추기

~흡

2

~후

3

10~15회 실시

2 (들숨) 팔을 아래로 큰 원을 그리며 준비 자세로 돌아온다. ▶

3 (날숨) 손바닥을 위로 향하게 손깍지를 끼고 몸을 쭉 늘인다. ▶

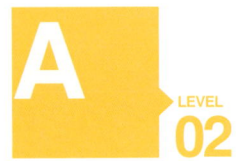

A
LEVEL 02

발 벌려 앉기
안전하게 무릎 관절 사용하기

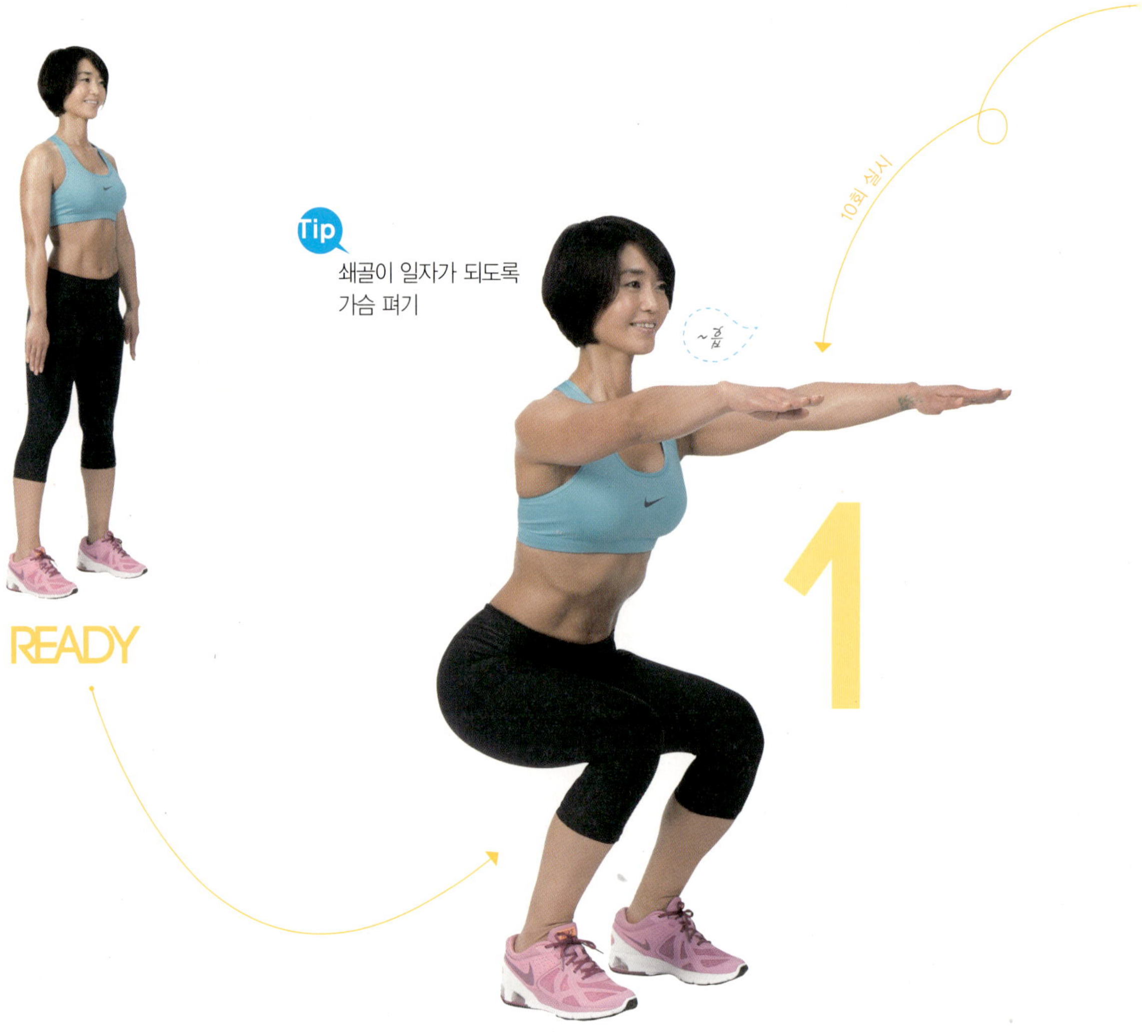

Tip
쇄골이 일자가 되도록
가슴 펴기

10회 실시

READY

1

~흡

READY 손끝을 아래로 밀고 발은 바닥을 밀며
어깨너비로 선다.

1 (들숨) 팔을 앞으로 뻗고 발끝과 무릎 방향이
일치하도록 앉는다.

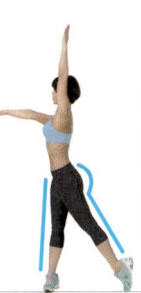

바디효과 ★ 균형적 하체 라인 형성

▶ 1번 ↔ 2번, 10회 실시
▶ 2번 ↔ 3번, 10회 실시 (양 발 번갈아)

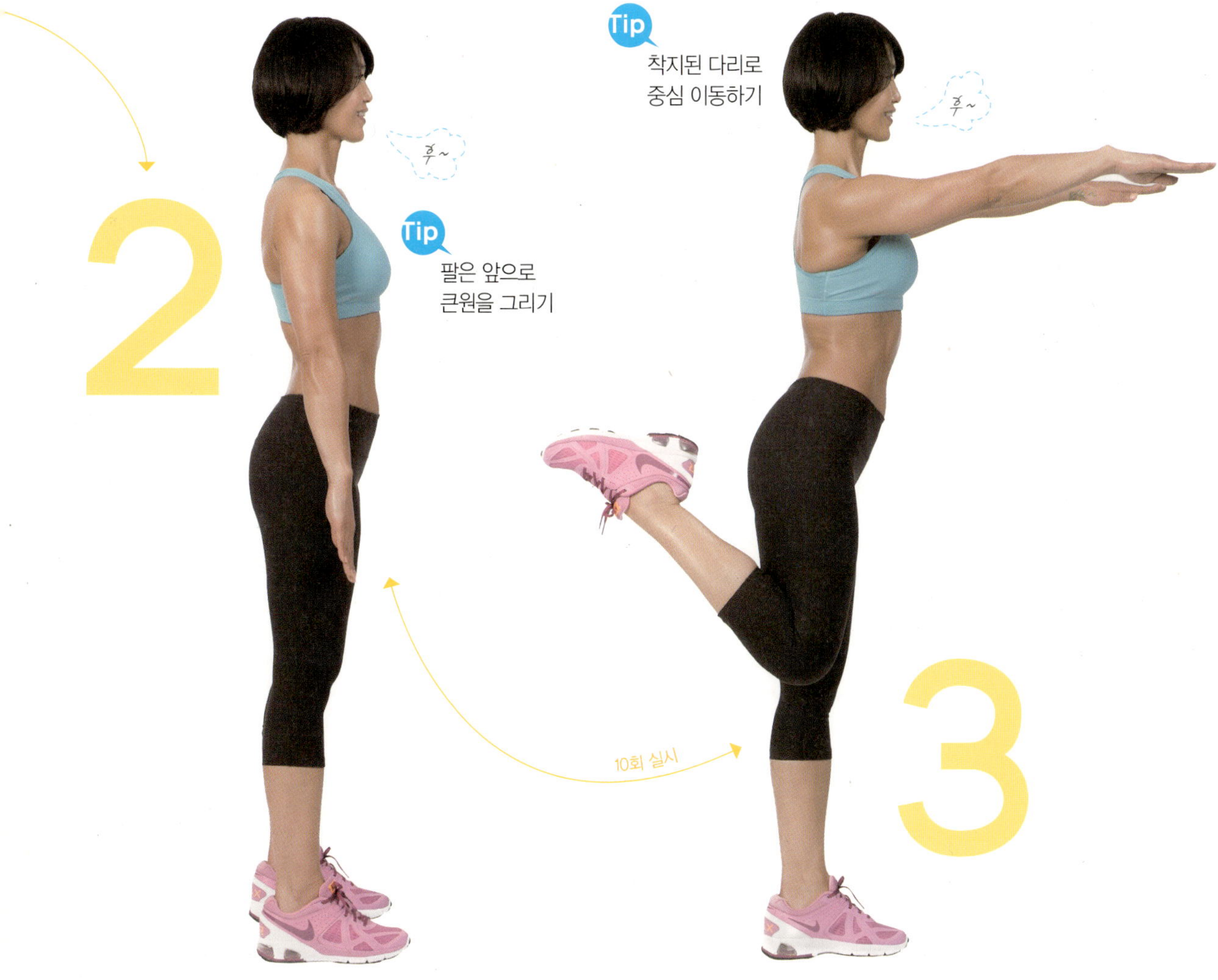

2

Tip
팔은 앞으로
큰원을 그리기

추~

Tip
착지된 다리로
중심 이동하기

추~

10회 실시

3

2 (날숨) 손끝을 아래로 밀어 내리며 선다. ▶   3 (날숨) 팔을 앞으로 뻗으며 한쪽 다리를 뒤로 접는다. ▶

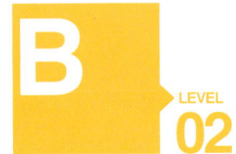

팔 접어 당기기

LEVEL 02

상, 하체 조화로운 움직임 습득하기

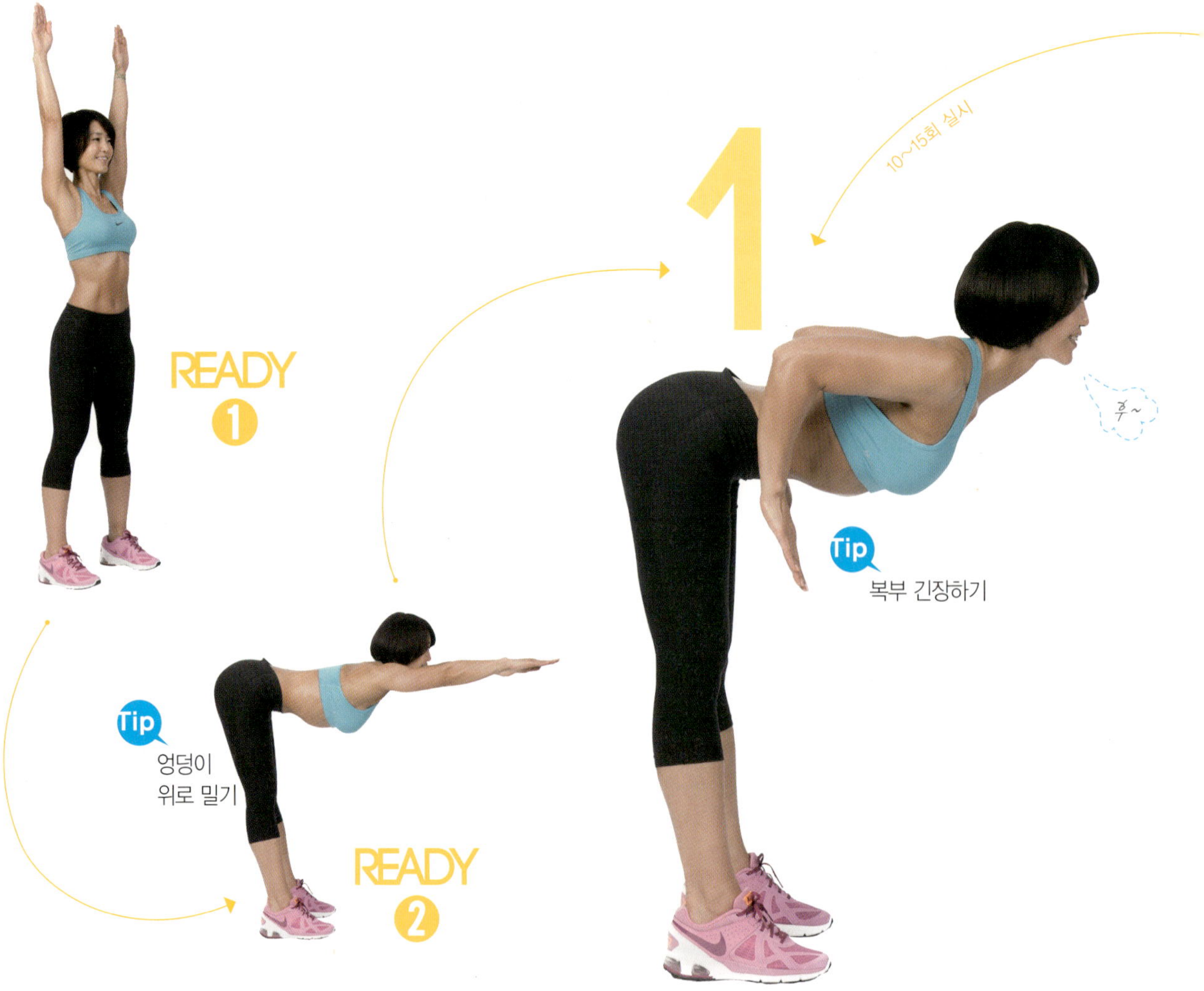

READY ❶

Tip
엉덩이
위로 밀기

READY ❷

1

10~15회 실시

Tip
복부 긴장하기

후~

READY ❶ 팔은 위로 뻗고,
발은 어깨 너비로 선다.

READY ❷ 손끝과 가슴을 앞으로
밀어주며 상체를 곧게 숙인다.

1 (날숨) ① 손끝을 밀면서 아래로 큰 원을 그리고
허벅지 앞에서 팔꿈치를 당겨 접는다.
② 엉덩이를 위로 올리며 무릎을 편다.

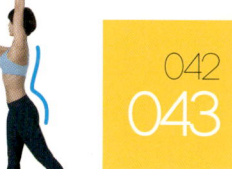
2

Tip
머리는 마지막에 들기

~흡

후~

Tip
상체 곧게 펴기

~흡

엉덩이는 위로 하고
상체 힘을 빼면서
내린다.

3

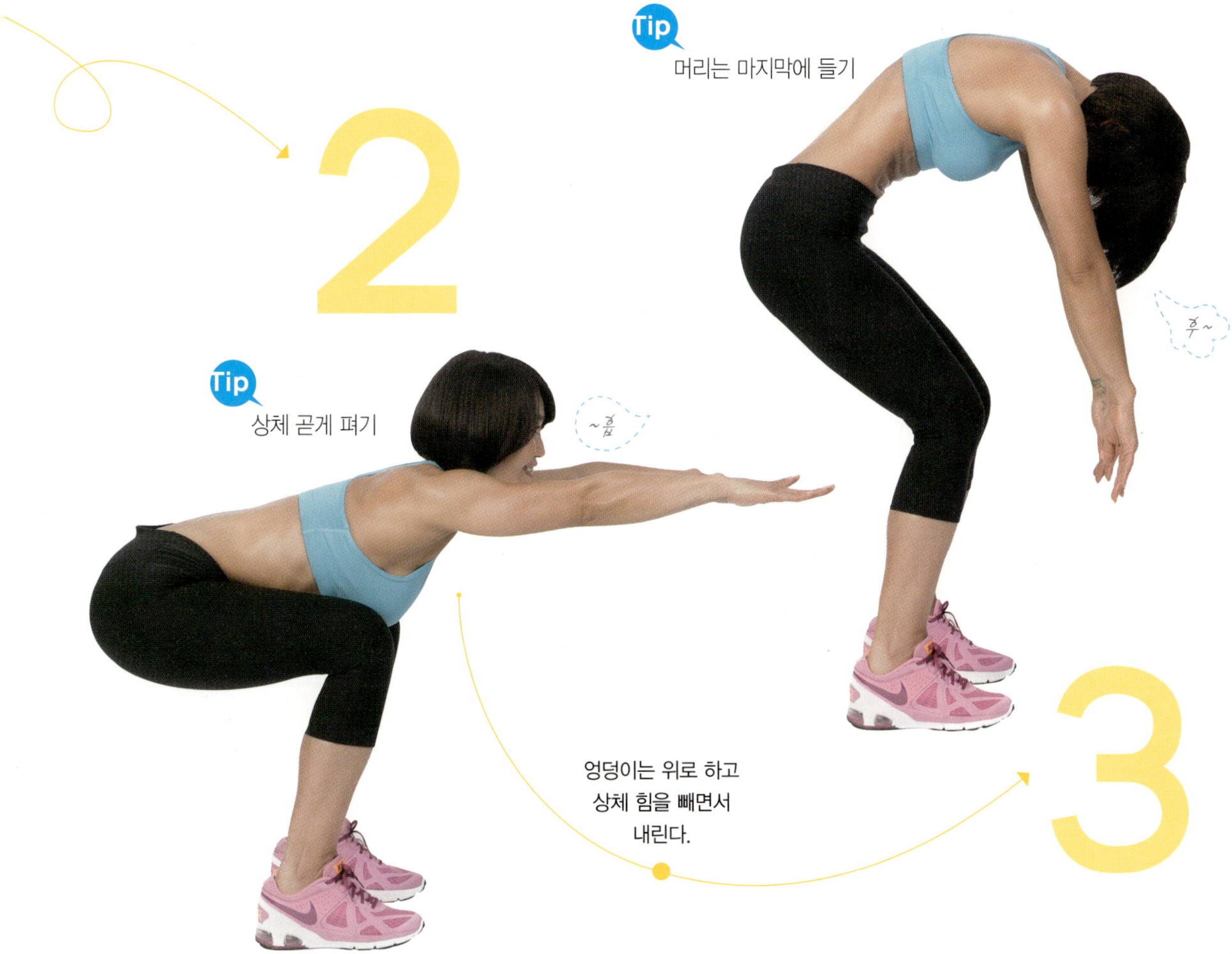

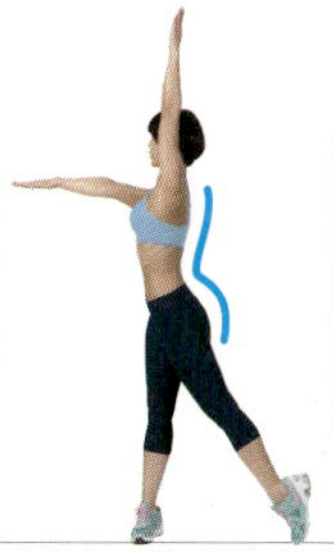

2 (들숨) ① 팔은 아래로 큰 원을 그리며 앞으로 쭉 뻗는다.
② 무릎을 축으로 엉덩이를 뒤로 밀어 앉는다. ▶

3 (날숨) 정수리를 아래로 향하게 하고,
등을 말아 올리며 선다.

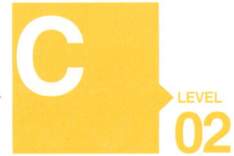

전신 늘려 뒤차기

LEVEL 02

골반 균형 잡기

READY

10회 실시

~흡

2

후~

1

Tip
발목이 옆으로
꺾이지 않도록 하기

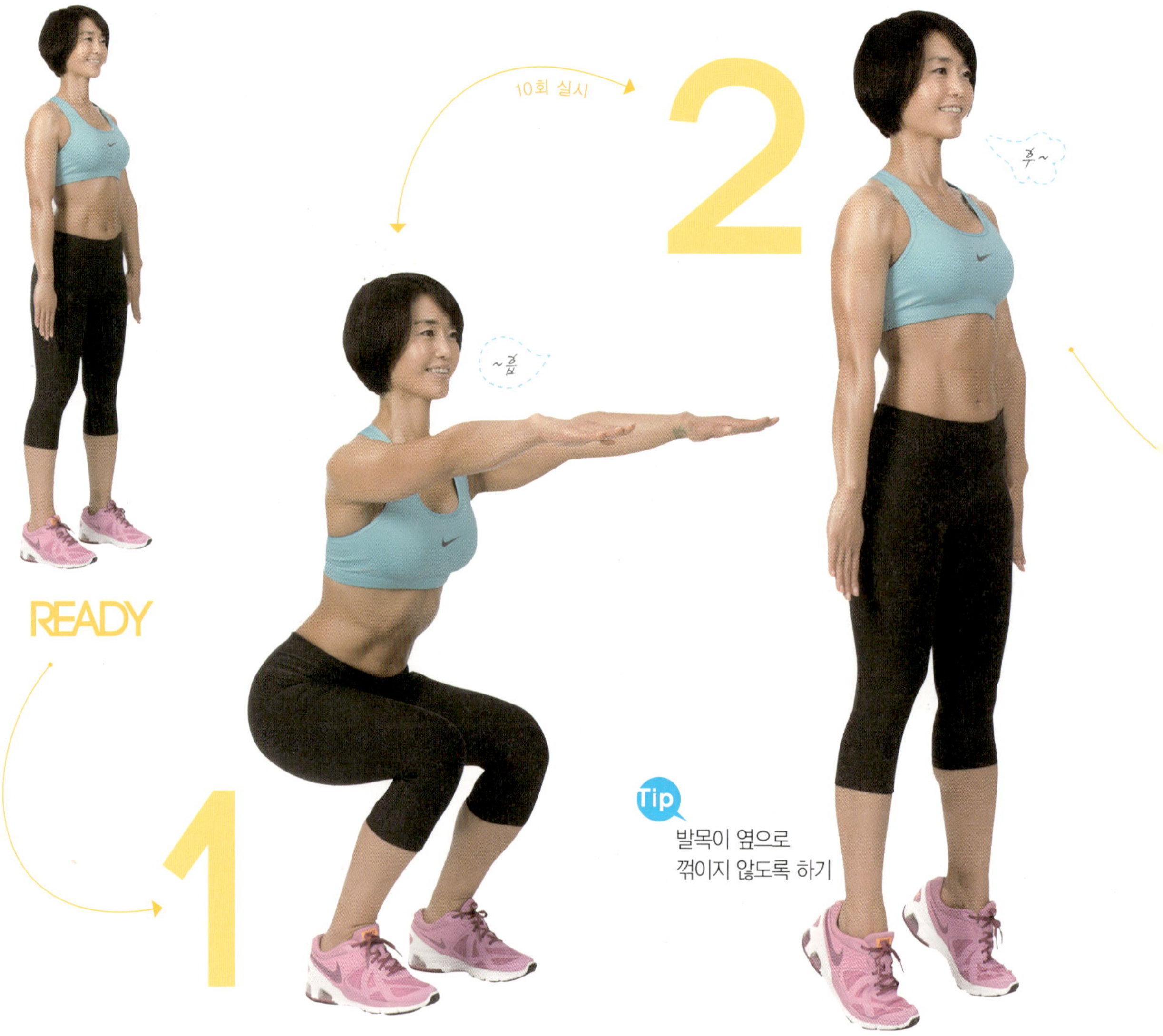

READY 가슴을 펴고 시선은
정면을 본다.

1 (들숨) 팔을 앞으로 뻗고,
균형을 잡으며 앉는다.

2 (날숨) 키가 커진다는 생각으로
발끝으로 선다. ▶

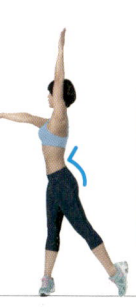
바디효과 ★ 허리와 엉덩이 경계라인 형성

▶ 1번 ↔ 2번, 10회 실시
▶ 3 ↔ 4번, 10회 실시 (양 발 번갈아)

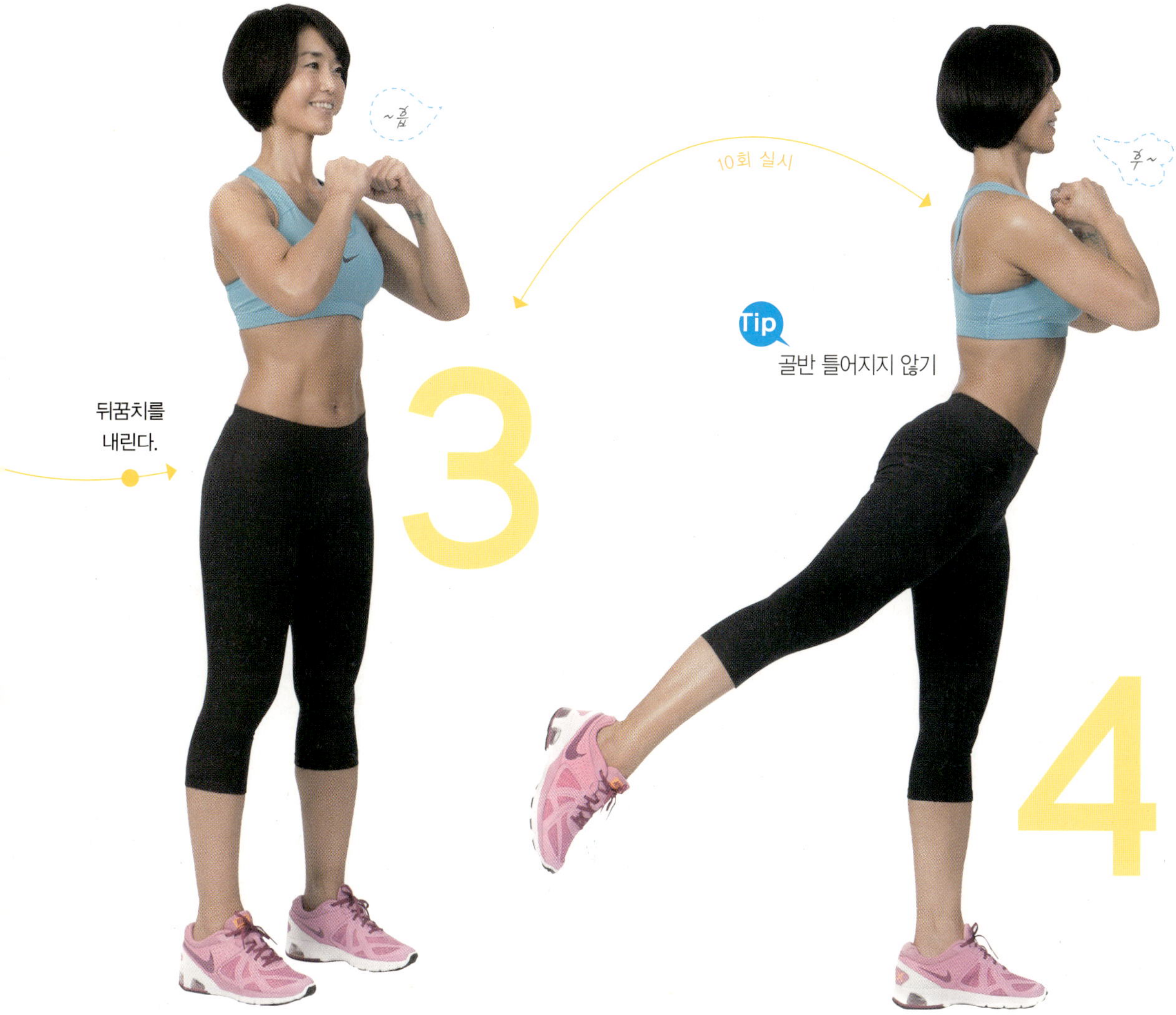

10회 실시

~흡

후~

뒤꿈치를
내린다.

Tip
골반 틀어지지 않기

3

4

3 (들숨) 가슴 앞에 주먹을 쥔다.　　　　　**4** (날숨) 발끝을 밀면서 뒤로 찬다. ▶

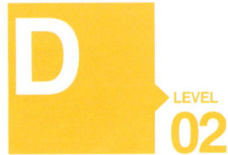

D

다리 옆으로 늘리기
분리 움직임을 위한 신체 축 잡기

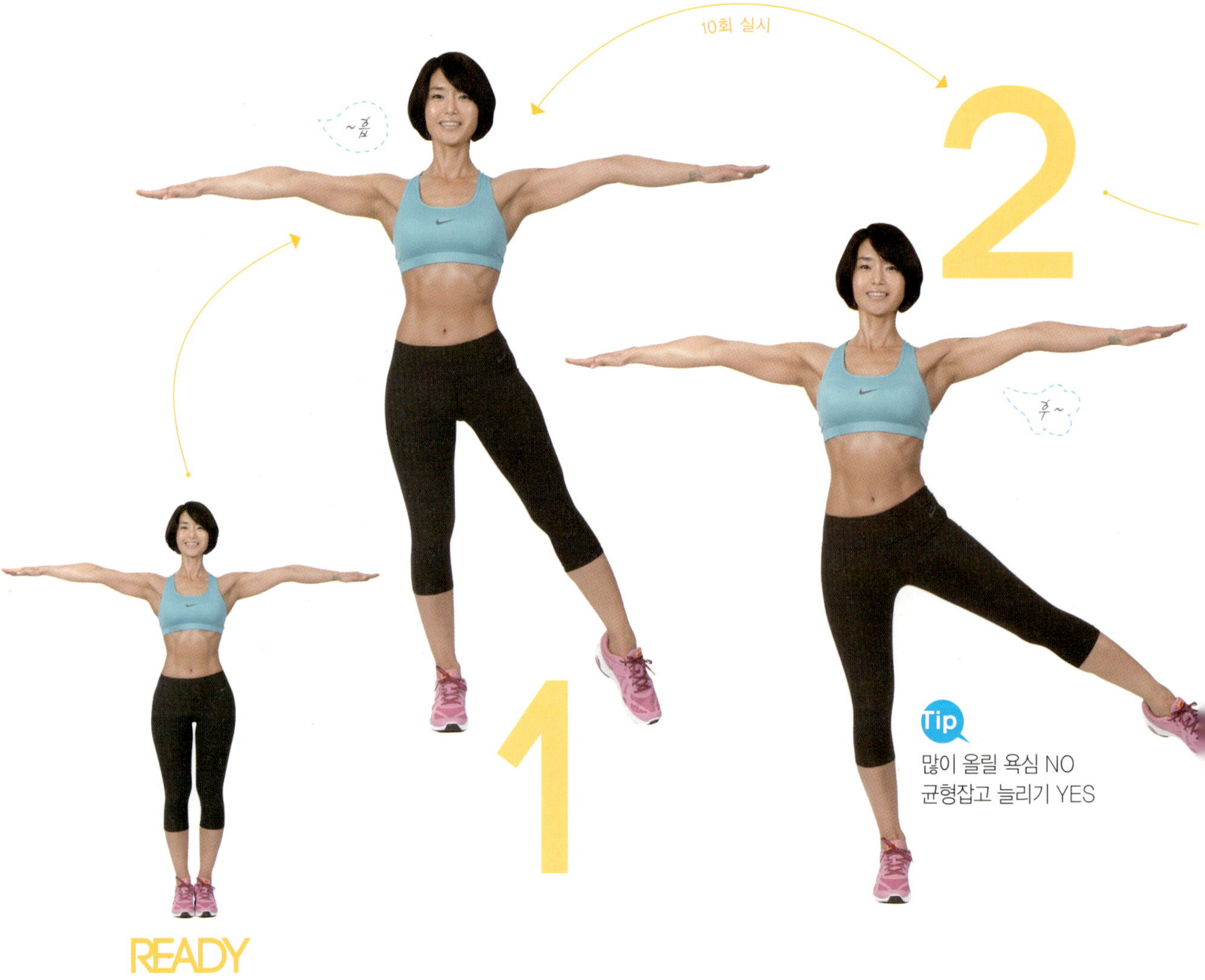

10회 실시

~흡

후~

2

1

READY

Tip

많이 올릴 욕심 NO
균형잡고 늘리기 YES

READY 손끝을 밀어 옆으로 뻗고,
발은 바닥을 밀어 선다.

1 (들숨) 한쪽 발의 끝을 세워
옆으로 멀리 놓는다.

2 (날숨) 옆으로 발끝을 밀어
다리를 늘리며 올린다. ▶

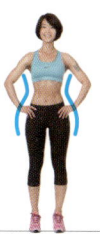

올린 다리를
폭 넓게
옆으로
놓아 준다.

3

~후~

4

~흡~

10회 실시

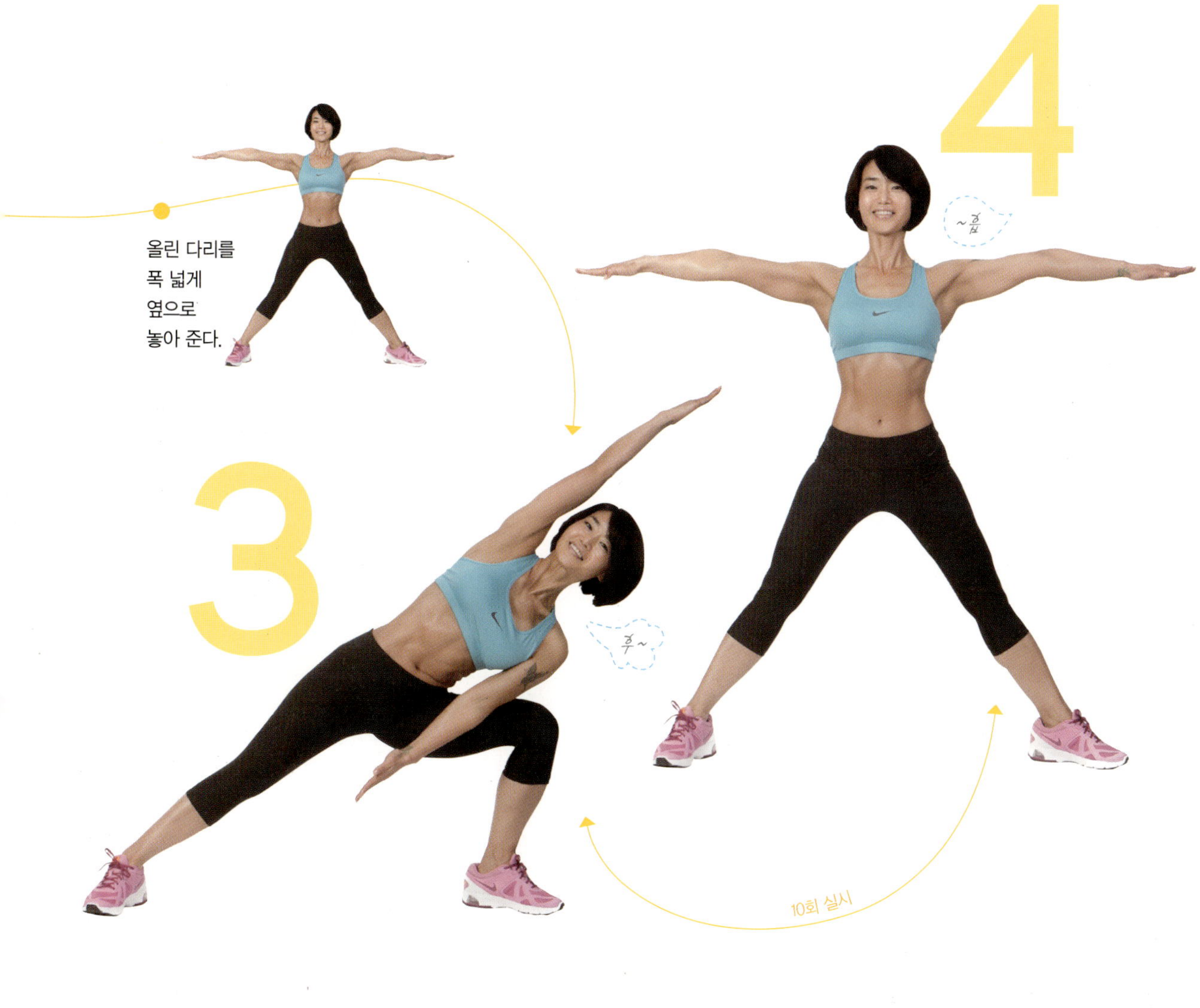

3 (날숨) ① 올렸던 다리를 구부린다. ② 같은 쪽 팔은 아래로 내리고 반대 팔은 위로 큰 원을 그리며 몸을 늘인다.

4 (들숨) ① 팔을 위 아래로 원을 그리며 옆으로 뻗는다. ② 정수리가 위로 당겨지듯 상체를 세우며 무릎을 편다. ▶

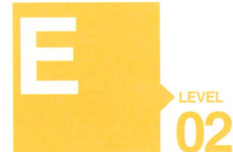

발 벌려 뛰기

LEVEL 02

안전한 점프와 착지로 관절 보호하기

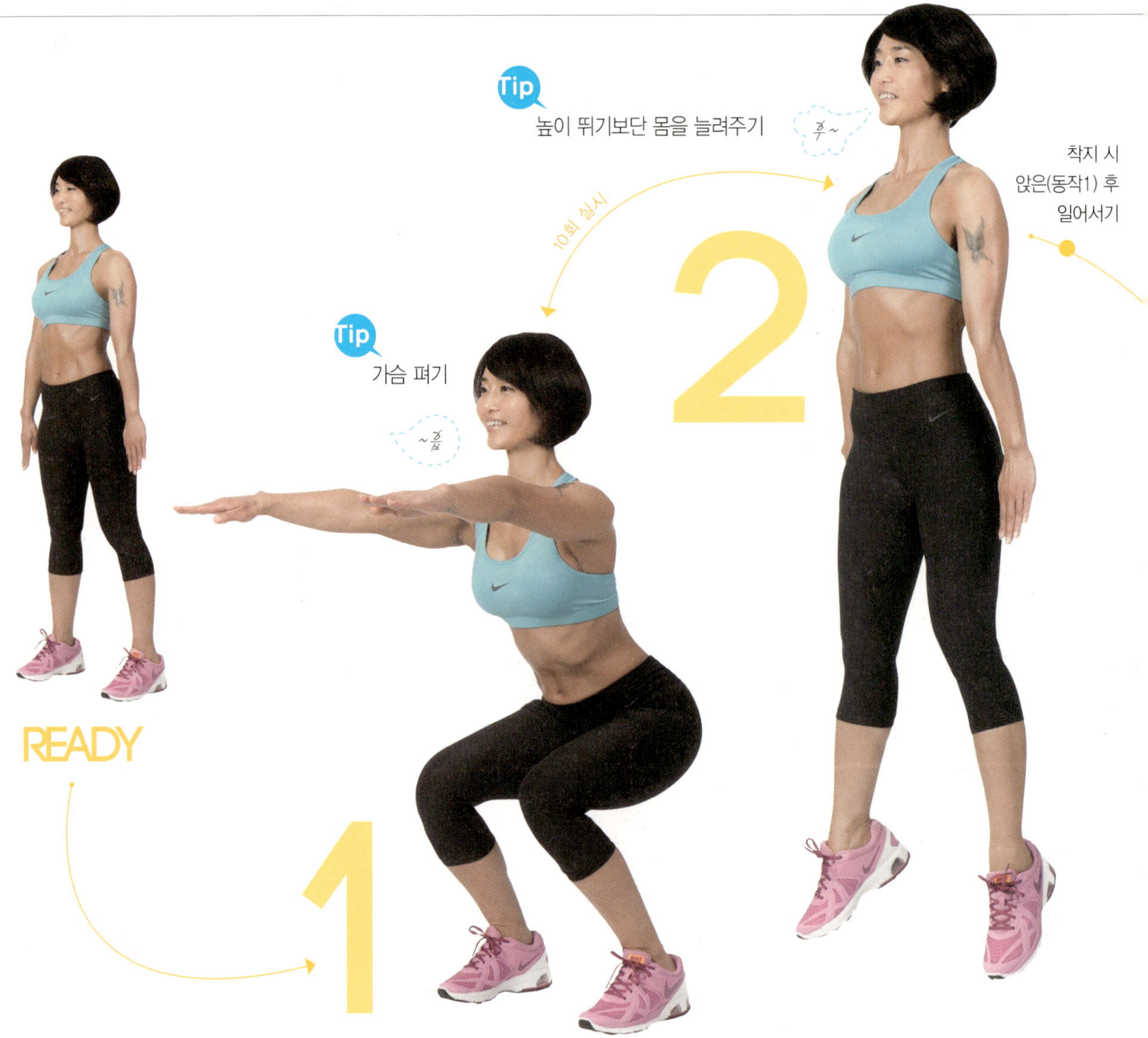

Tip
높이 뛰기보단 몸을 늘려주기

츠~

10회 실시

Tip
가슴 펴기

~츠

착지 시
앉은(동작1) 후
일어서기

READY

2

1

READY 복부를 긴장하며 허리를 편다.

1 (들숨) 손끝을 밀어 팔을 앞으로 쭉 뻗으며 앉는다.

2 (날숨) 팔을 아래로 큰 원을 그려 내리며 빠르게 뛴다. ▶

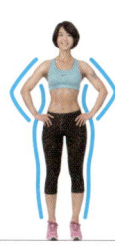

Tip
최대한 빠르게 뛰기

20~30회 실시

3

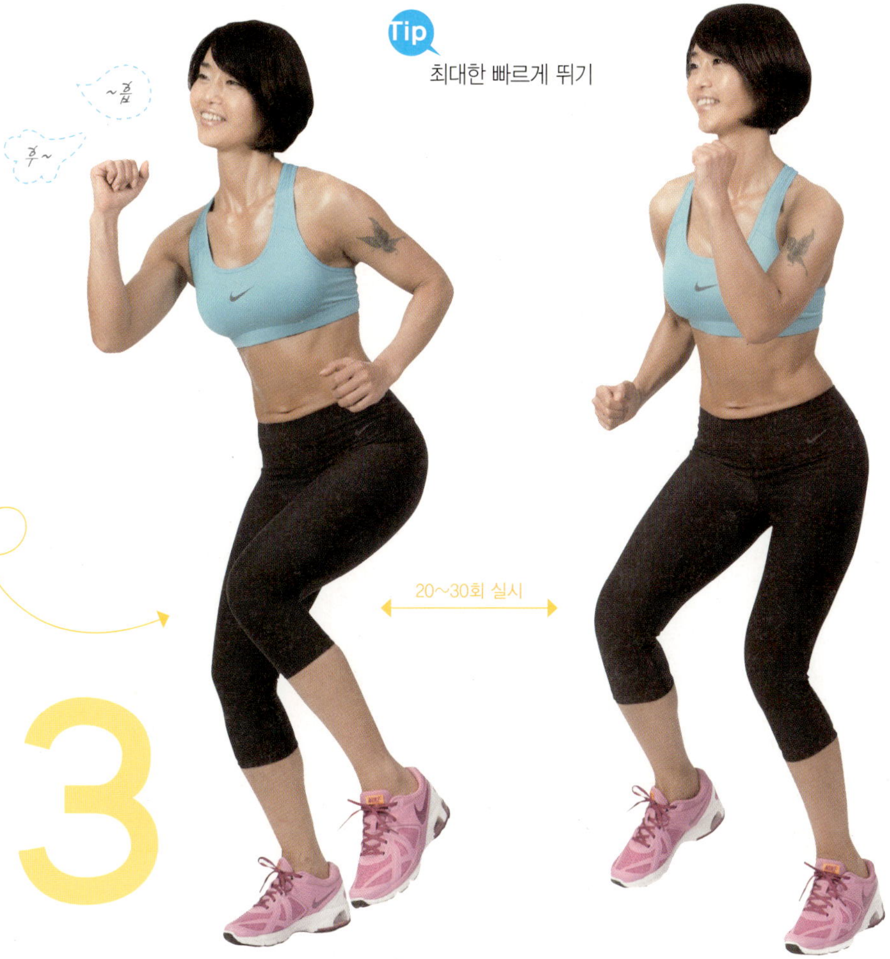

3 호흡을 짧게 (날숨, 들숨) 반복하며, 발 벌려 빠르게 뛴다. ▶

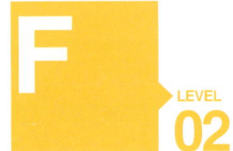

F

팔 돌려 차기

원심력을 이용한 움직임 통제 하기

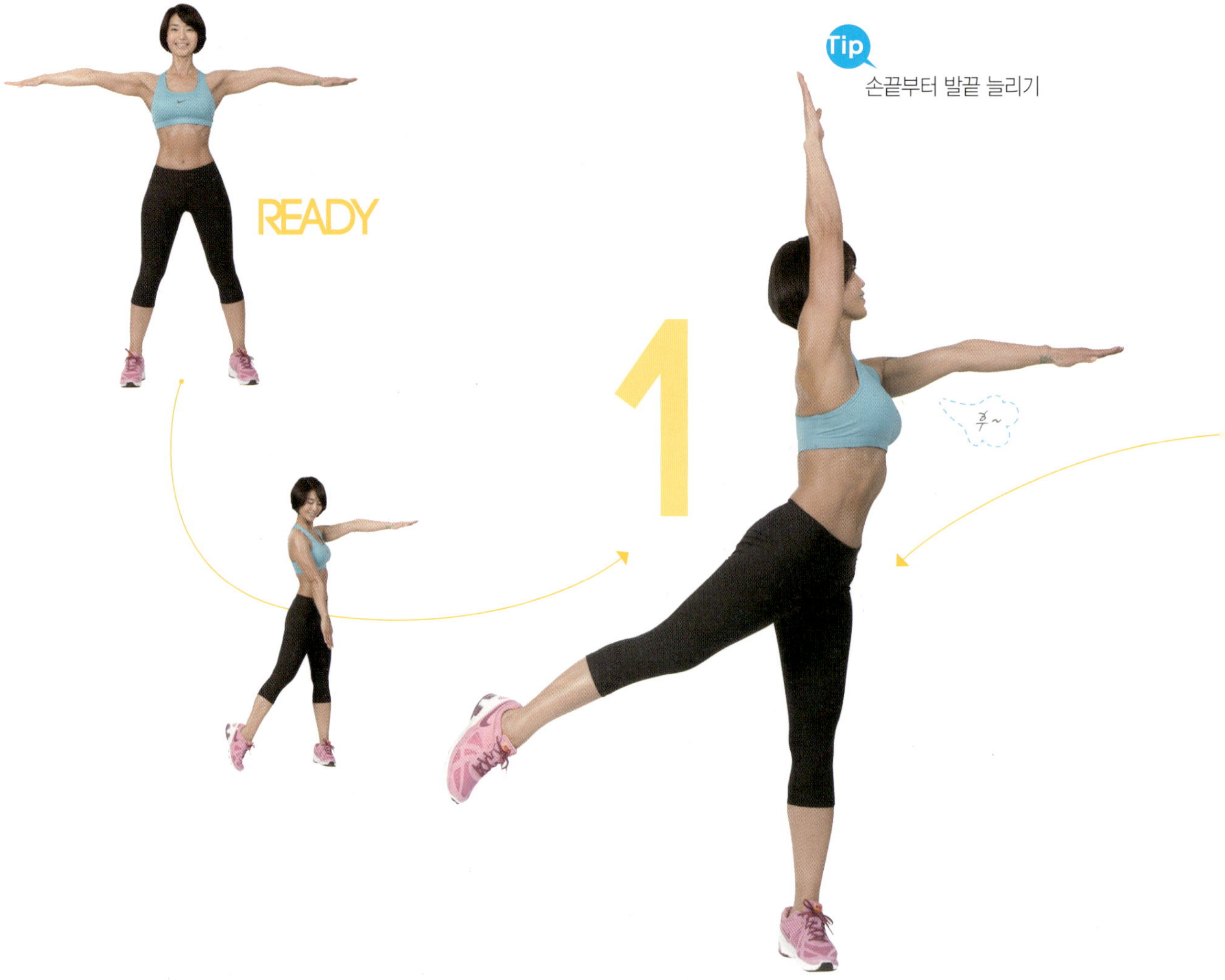

READY

1

Tip
손끝부터 발끝 늘리기

후~

READY 양발은 어깨 너비로 서고,
손끝은 밀어 옆으로 뻗는다.

1 (날숨) ① 한쪽 팔을 아래로 큰 원을 그리면서 위로 뻗는다.
② 고정된 팔쪽 다리로 중심을 이동 하여 몸을 틀어 주며 뒷발을 찬다.

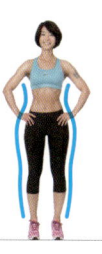
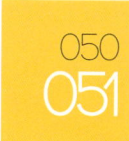
10회 실시

2

3

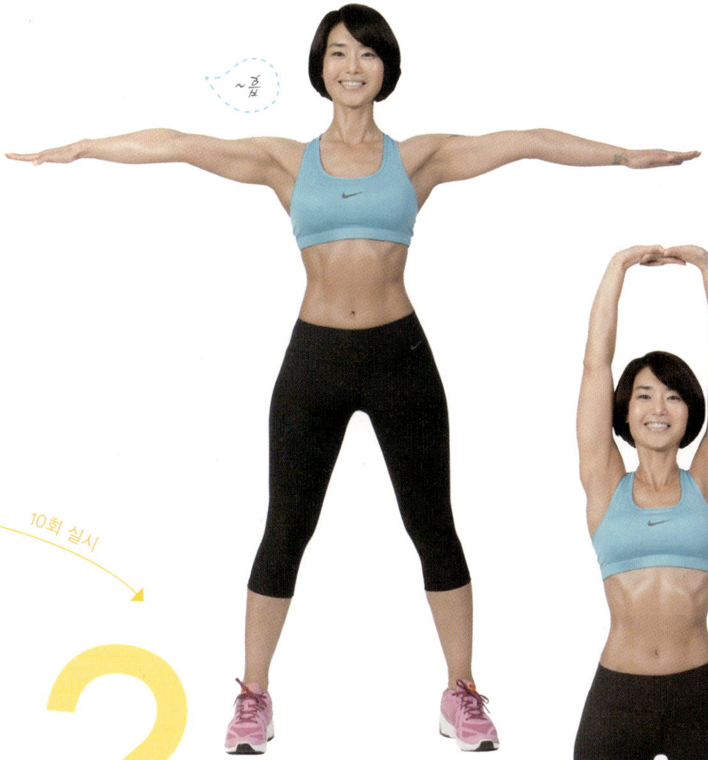

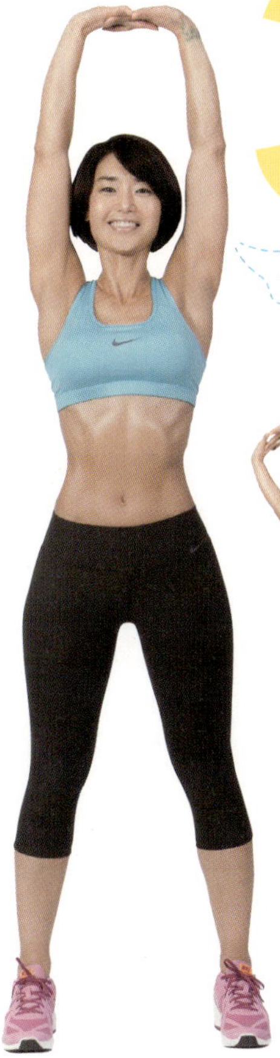

Tip
골반 움직이지 않기

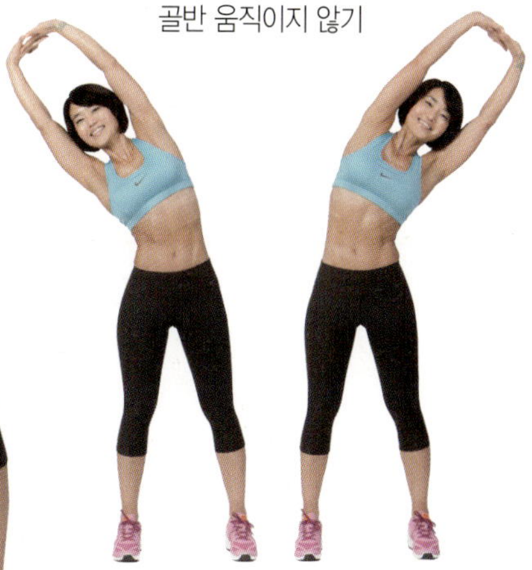

2 (들숨) 팔을 아래로 큰 원을 그리면서
준비 자세로 돌아온다. ▶

3 (날숨) 손바닥을 위로 향하게 손깍지를 끼고
좌, 우로 몸을 늘인다. ▶

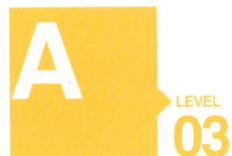

A LEVEL 03 발끝 벌려 앉기

엉덩이 관절 유연성 증대와 균형잡기

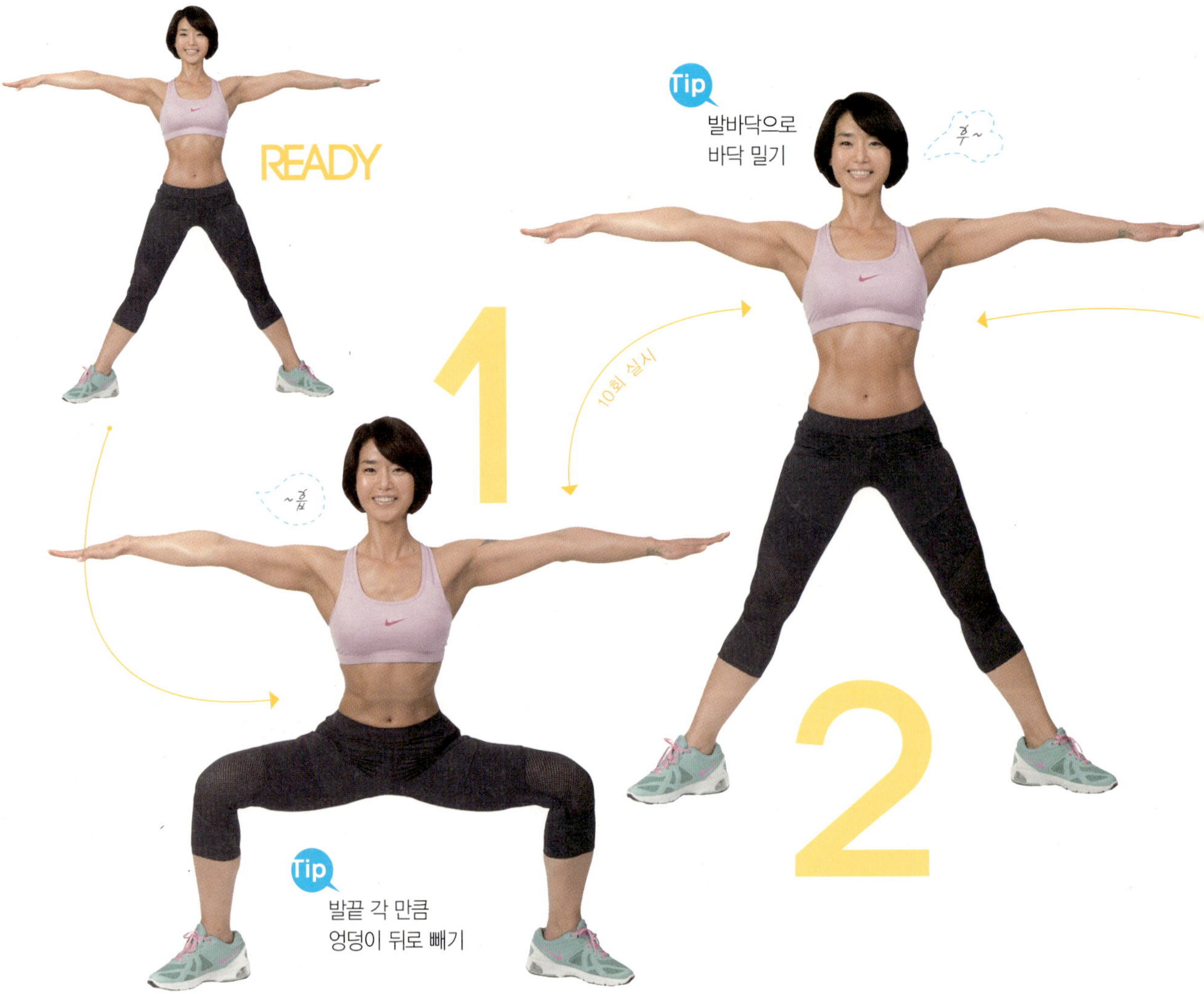

READY
Tip
발바닥으로
바닥 밀기
후~
10회 실시
1
흡~
Tip
발끝 각 만큼
엉덩이 뒤로 빼기
2

READY 발끝이 밖을 향하도록 하여 어깨 두 배 너비로 서고, 양팔은 옆으로 뻗는다.

1 (들숨) 발끝 방향으로 무릎을 밀어 주며 앉는다.

2 (날숨) 정수리를 누군가 위에서 잡아 당기듯 몸을 늘인다. ▶

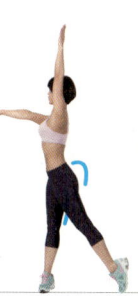
바디효과 ★ 허벅지 안쪽 탄력 & 엉덩이 위치 UP

▶ 1번 ↔ 2번, 10회 실시
▶ 2번 ↔ 3번, 10회 실시 (양 발 번갈아)

후~

10회 실시

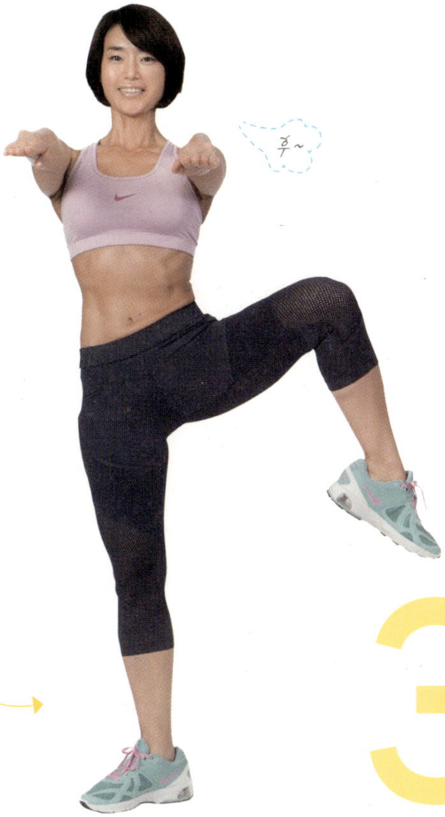

3

Tip
착지된 다리로
중심 이동 하기

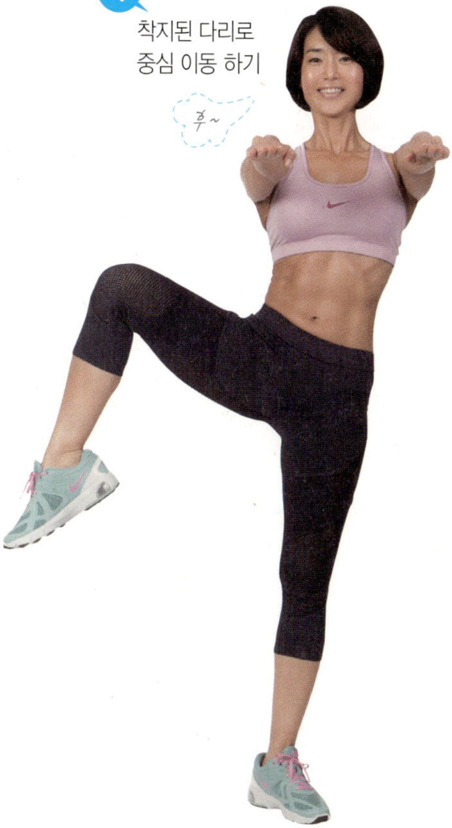

후~

3 (날숨) 무릎을 접어 옆으로 올리고, 팔은 앞으로 모아 뻗는다. ▶

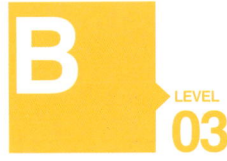

팔 옆으로 늘려 당기기

B LEVEL **03**

상체 움직임 통제, 하체 움직임 균형 잡기

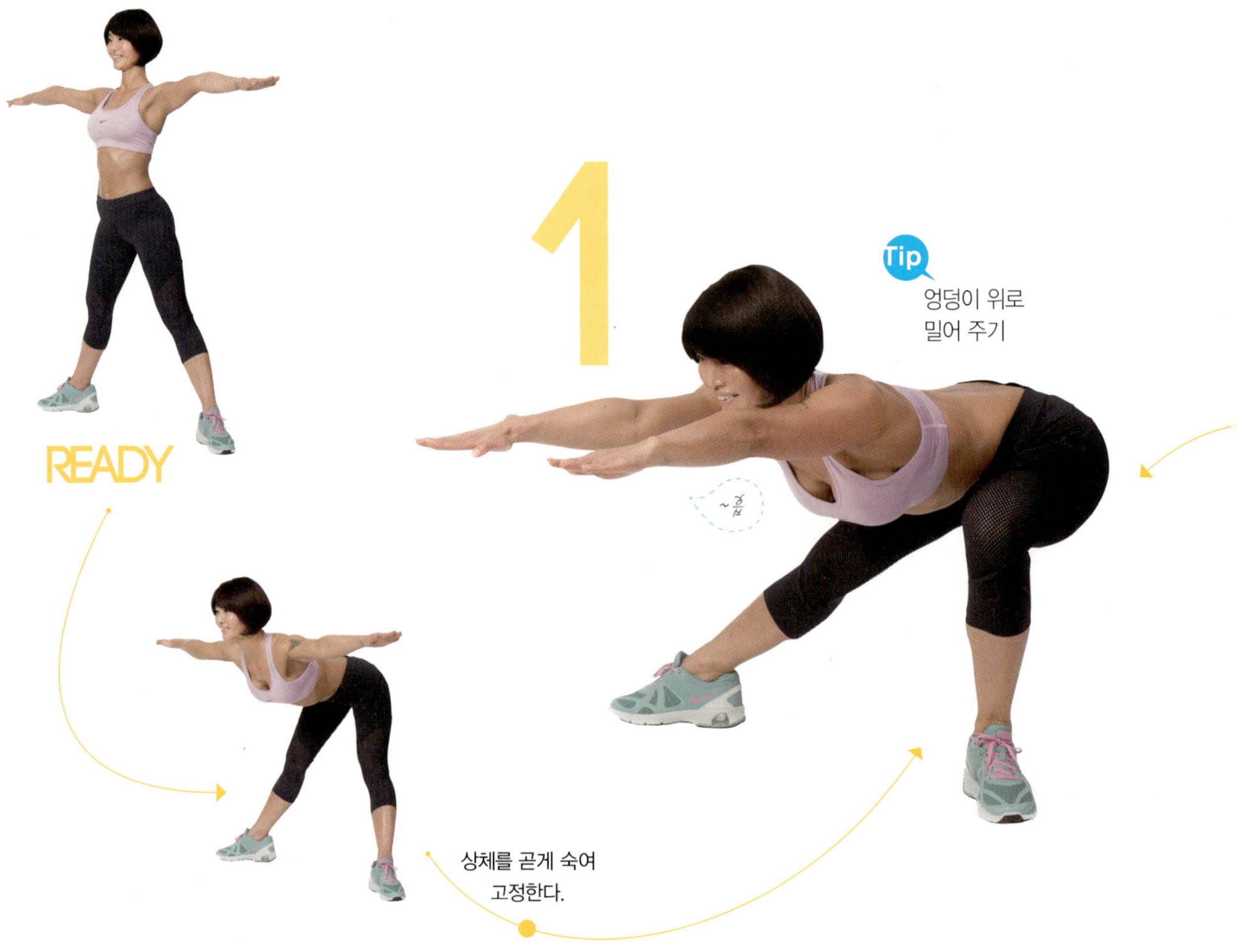

READY

1

Tip
엉덩이 위로
밀어 주기

상체를 곧게 숙여
고정한다.

READY 양 팔을 옆으로 뻗고 발끝은 살짝 밖을
향하도록 하여 어깨 두 배 너비로 선다.

1 (들숨) 엉덩이를 뒤로 밀어주며 한쪽다리를 구부리고,
팔은 앞으로 모아 뻗는다.

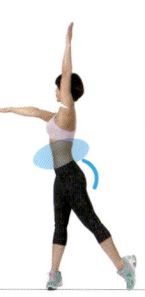

목에 힘을 빼고
상체를 내린다.

Tip 가슴 펴기

Tip 천천히
올라오기

2

10~15회 실시

3

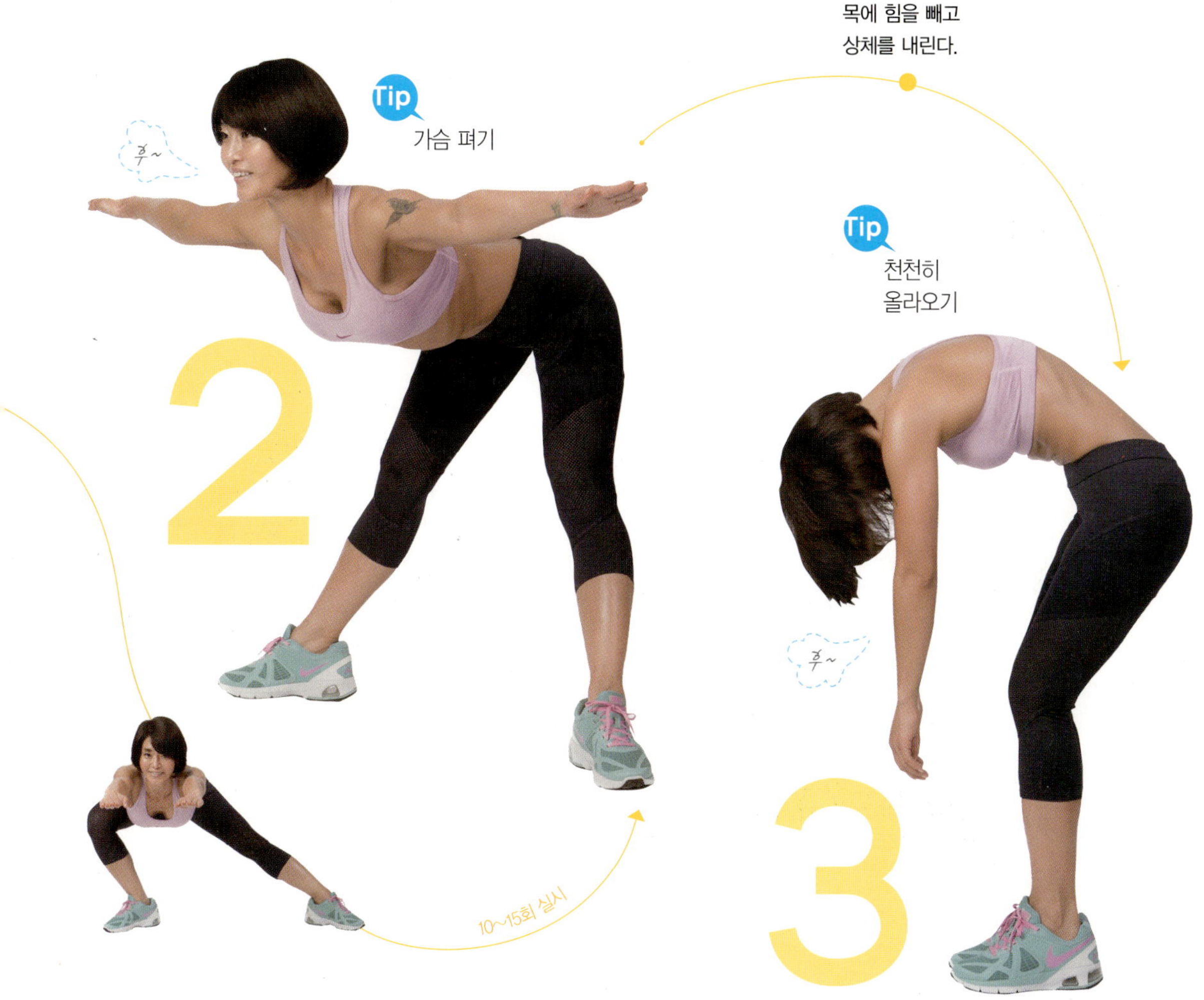

2 (날숨) 팔을 양옆으로 벌리며 양쪽 무릎을 편다. ▶

3 (날숨) 발을 모은 후 등을 말아 올리며 선다.

step1 step2 step3 step4

C

LEVEL 03

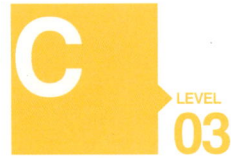

전신 늘려 옆차기

무게 중심 이동으로 효과적인 움직임 습득하기

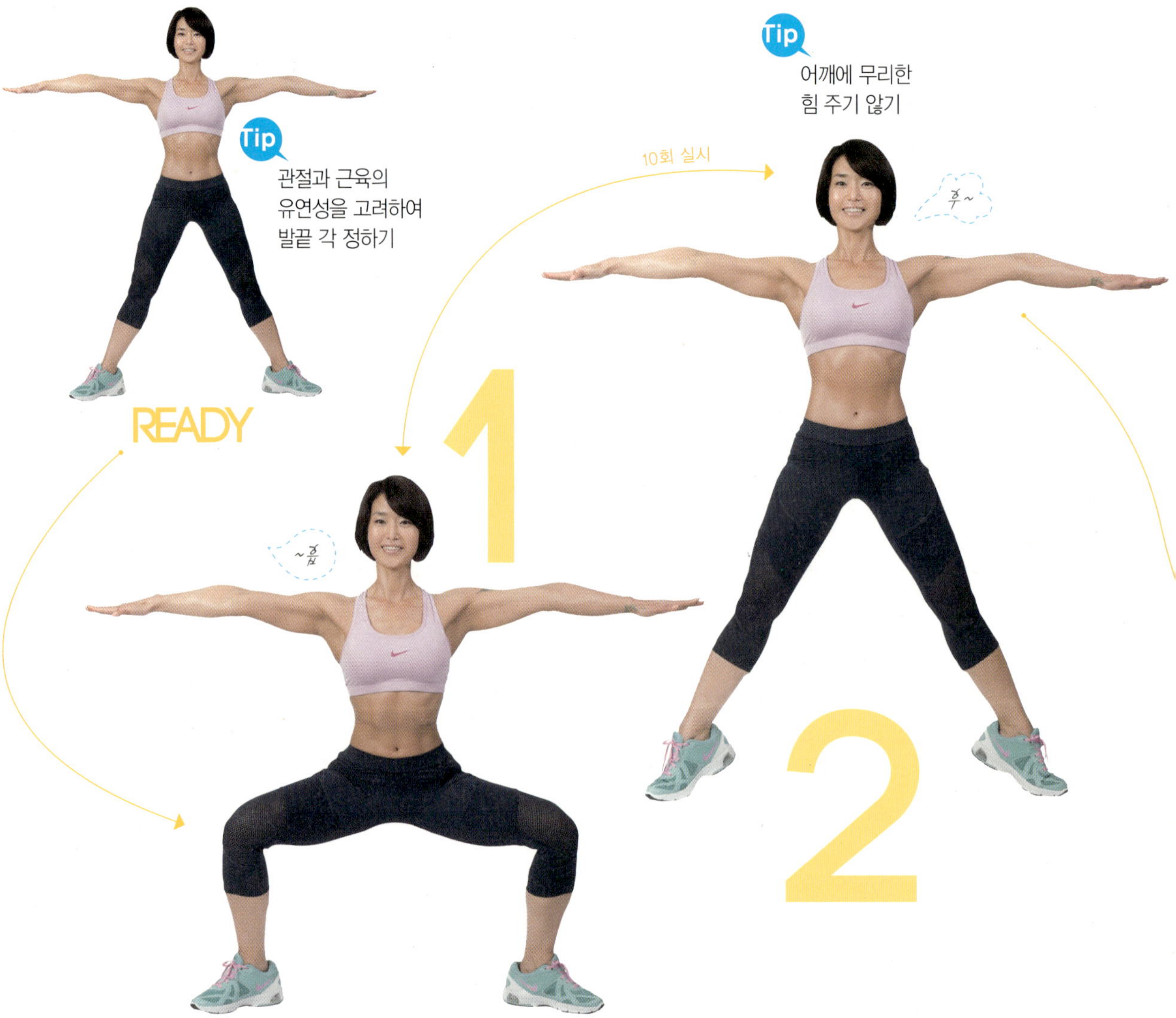

Tip
관절과 근육의
유연성을 고려하여
발끝 각 정하기
READY
10회 실시
Tip
어깨에 무리한
힘 주기 않기
후~
1
~흡
2

READY 발끝이 밖을 향하도록 하여 어깨 두 배 너비로 서고, 양팔은 옆으로 뻗는다.

1 (들숨) 발끝방향으로 무릎을 밀어주며 앉는다.

2 (날숨) 정수리를 누군가 위에서 잡아당기듯 몸을 늘리면서 뒤꿈치를 올린다.

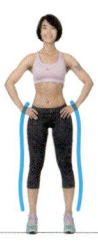

바디효과 ★ 하체 라인 형성

▶ 1번 ⟷ 2번, 10회 실시

▶ 3번 ⟷ 4번, 10회 실시 (양 발 번갈아)

~흡
후~
10회 실시
Tip
상체 곧게 펴기
뒤꿈치
내려 서기
3
4
후~

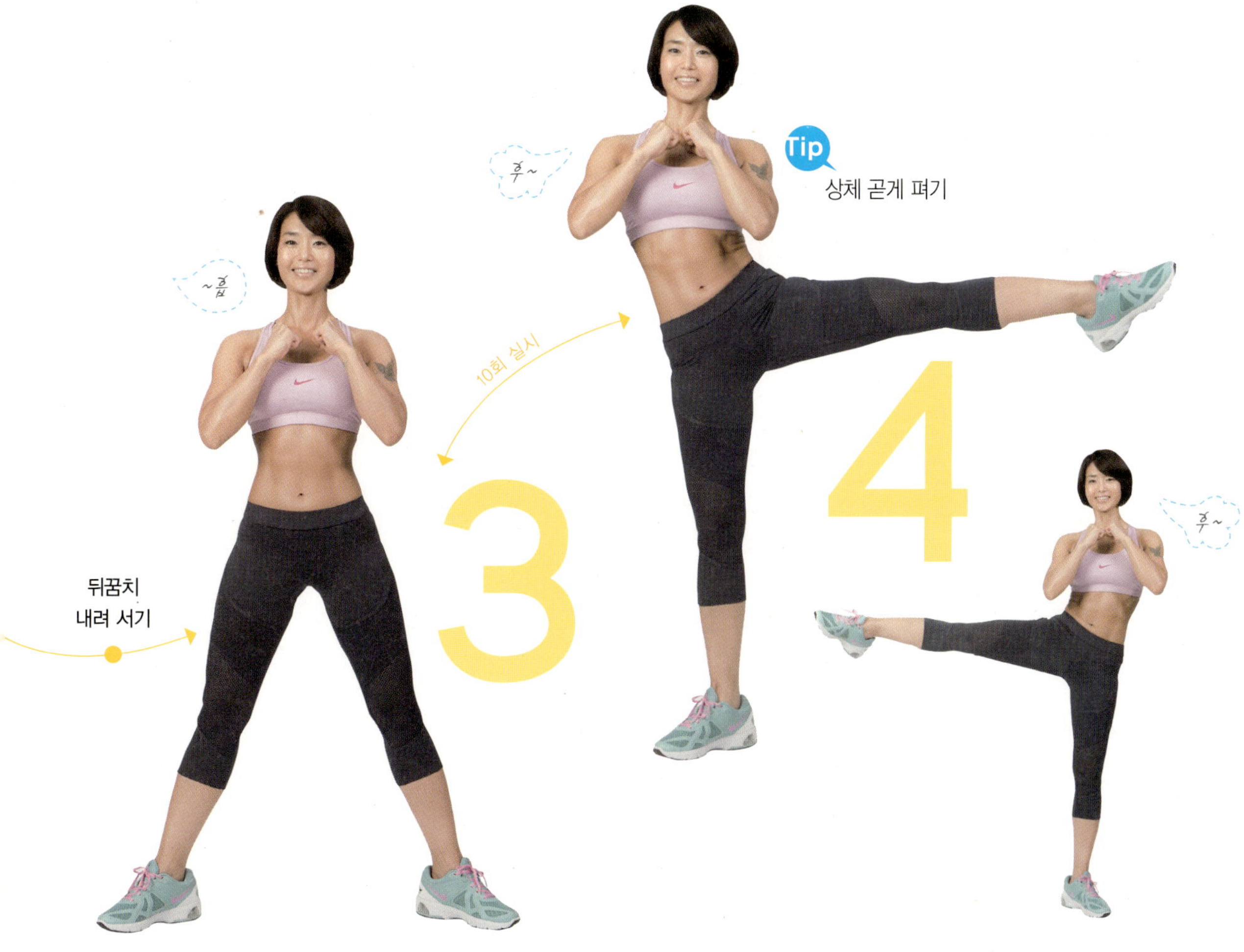

3 (들숨) 가슴 앞에 주먹을 쥔다.

4 (날숨) 한쪽 발끝을 밀며 옆으로 찬다. ▶

D
LEVEL 03

다리 뒤로 늘리기
골반, 복부, 척추 기립근 균형 잡기

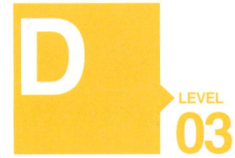

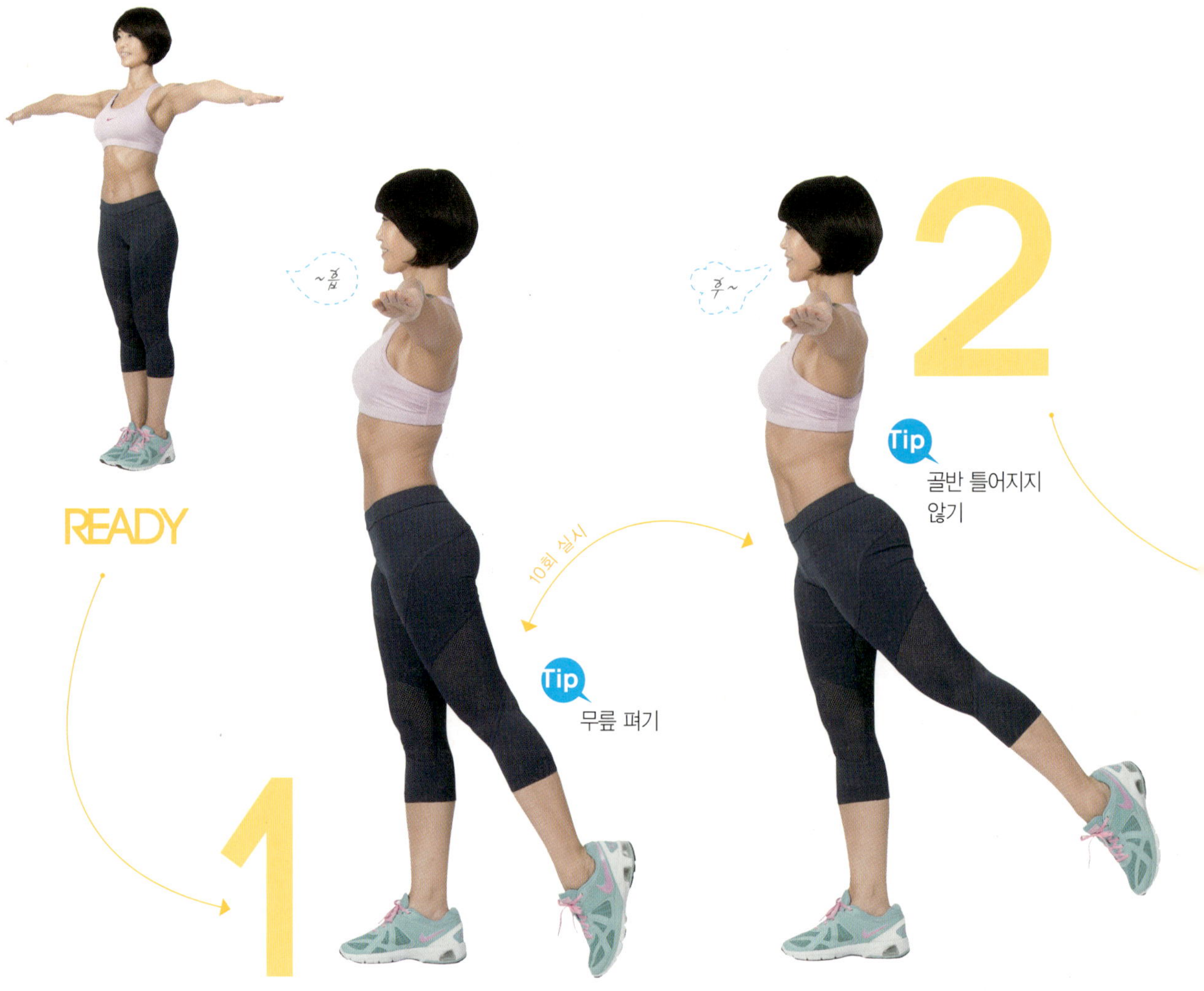

READY

~흡

Tip
무릎 펴기

10회 실시

1

후~

2

Tip
골반 틀어지지
않기

READY 발을 모으고, 손끝을 밀어
옆으로 뻗는다.

1 (들숨) 한쪽 발끝을 세워
뒤로 멀리 놓는다.

2 (날숨) 뒤로 발끝을 밀어 다리를
늘리며 올린다. ▶

바디효과 ★ 전신 뒤쪽 라인 형성

▶ 1번 ←→ 2번, 10회 실시
▶ 3번 ←→ 4번, 10회 실시

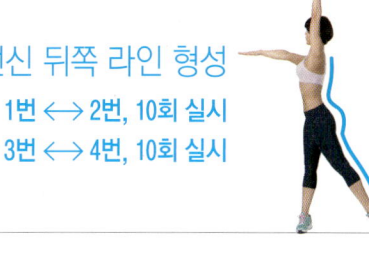

Tip
손끝부터 발끝까지 서로 당겨 늘리기

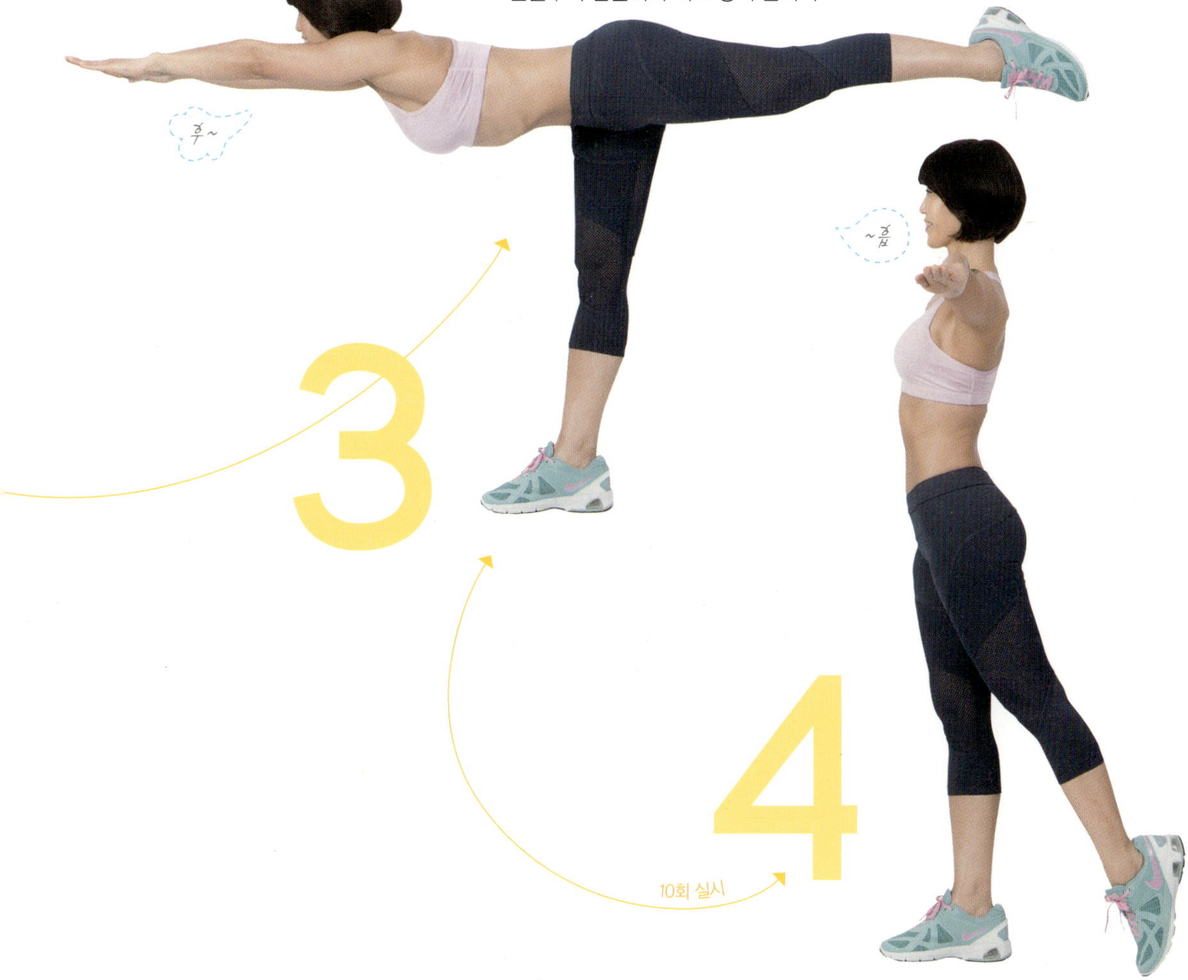

후~

~흡

3

4

10회 실시

3 (날숨) ① 팔을 앞으로 뻗으며 상체를 곧게 숙인다. ② 같은 속도로 다리를 뻗어 올려 주어 팔과 다리가 일직선이 되도록 한다. (초급15도 중급45도,고급90도)

4 (들숨) 팔을 양옆으로 늘리고 발끝을 세워 바닥으로 내려 놓는다. ▶

step1 step2 step3 step4

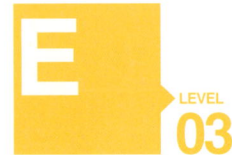

발 넓게 벌려 뛰기

LEVEL 03

안정적인 점프력 향상 시키기

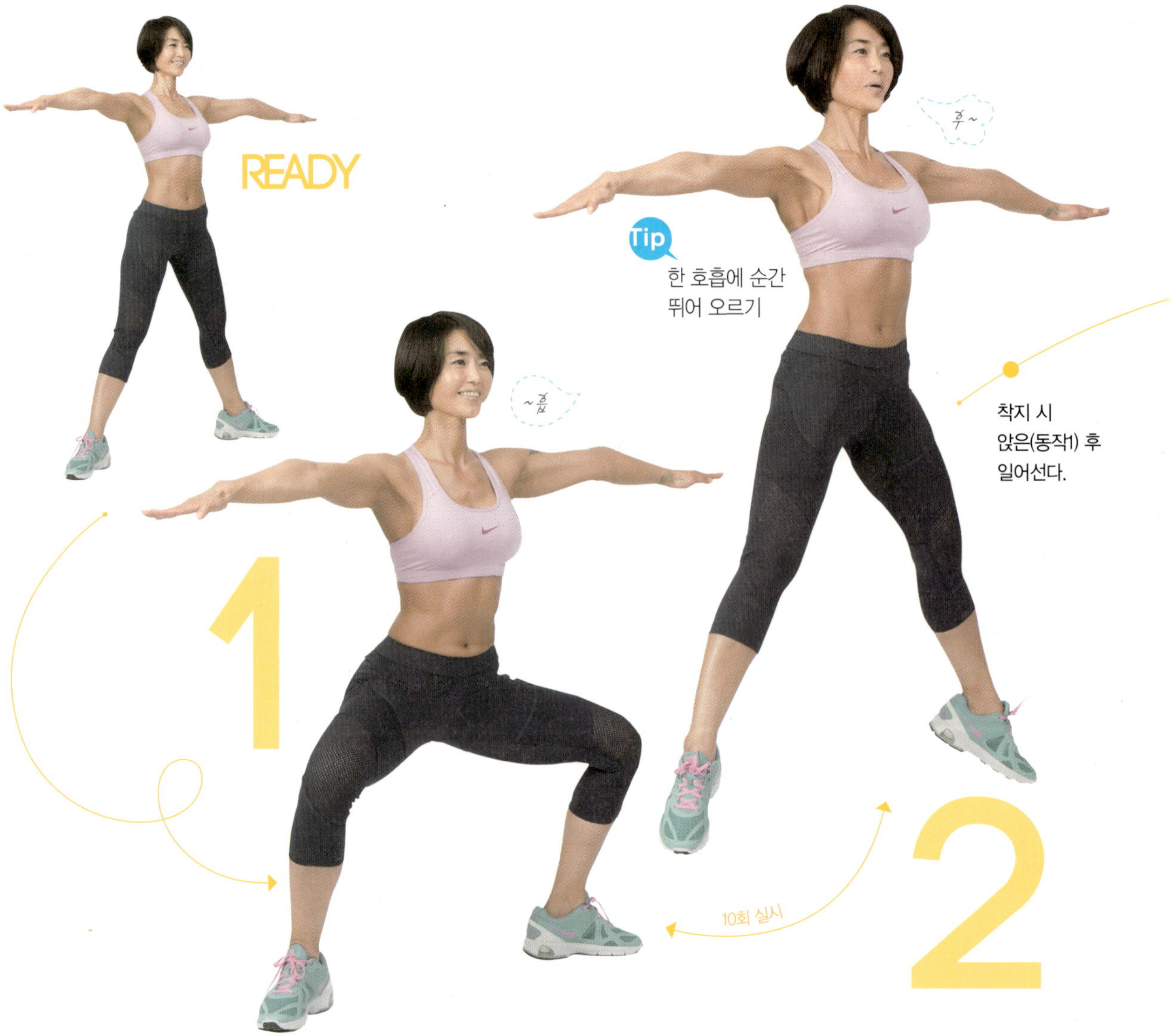

READY

Tip
한 호흡에 순간
뛰어 오르기

~큼

후~

착지 시
앉은(동작1) 후
일어선다.

1

2

10회 실시

READY 발끝이 밖을 향하도록 하여
어깨 두 배 너비로 서고, 양 팔은 옆으로 뻗는다.

1 (들숨) 발끝 방향으로
무릎을 밀어주며 앉는다.

2 (날숨) 팔의 수평과 양발의 폭을
유지하여 무릎을 곧게 펴고 뛴다. ▶

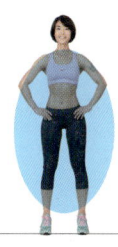

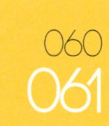

바디효과 ★ 길고 탄력적인 전신 근육 형성

1번 ⟷ 2번, 10회 실시

3번, 20~30회 실시

3

Tip
발 폭 넓게 하기
~흡
후~
20~30회 실시
Tip
양발의 폭
유지하기

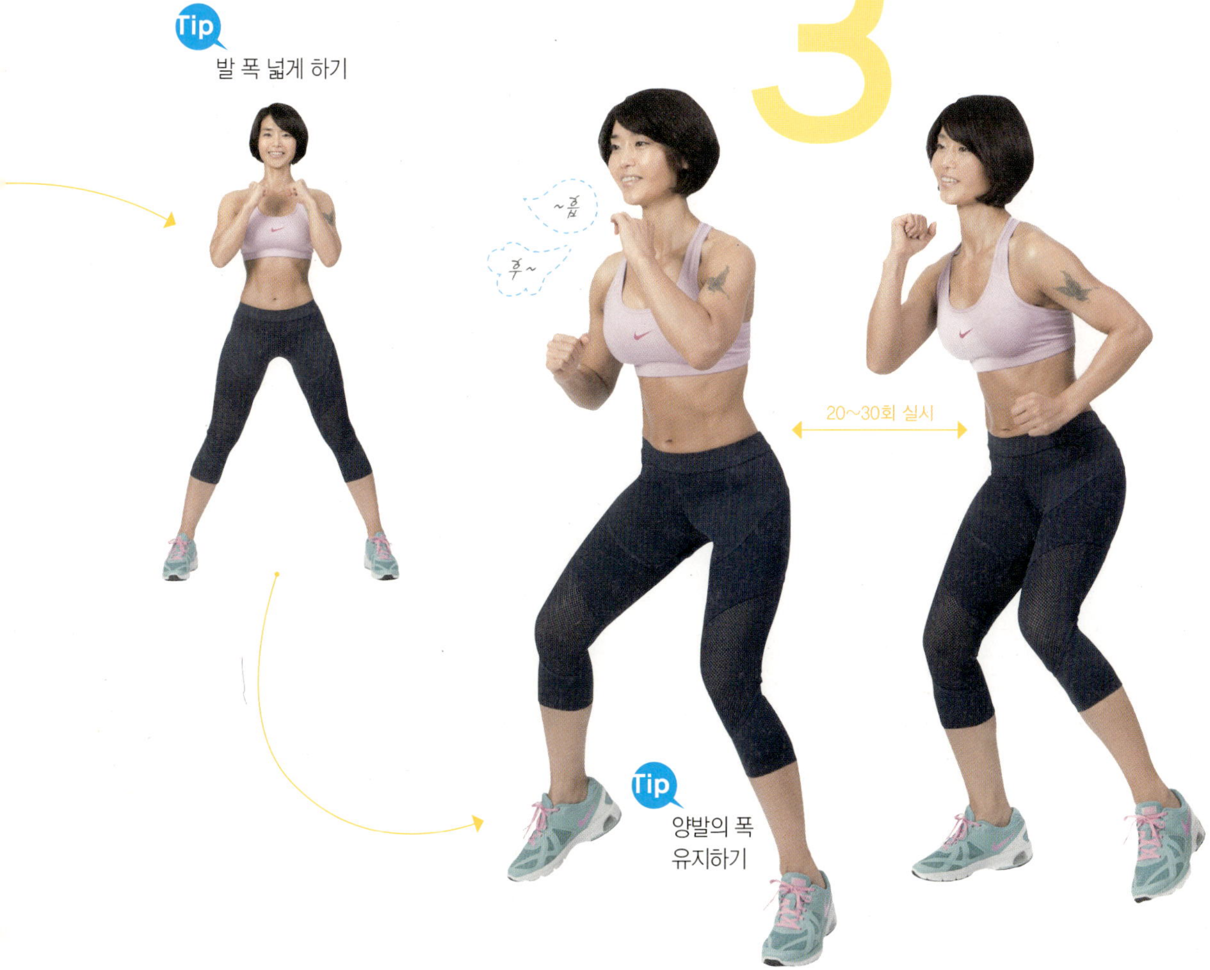

3 호흡을 짧게 (날숨, 들숨) 반복하며, 발을 넓게 벌려 빠르게 뛴다.

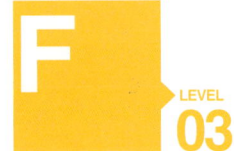

몸 틀어 차고 앉기

LEVEL 03 자유로운 연결 움직임 습득하기

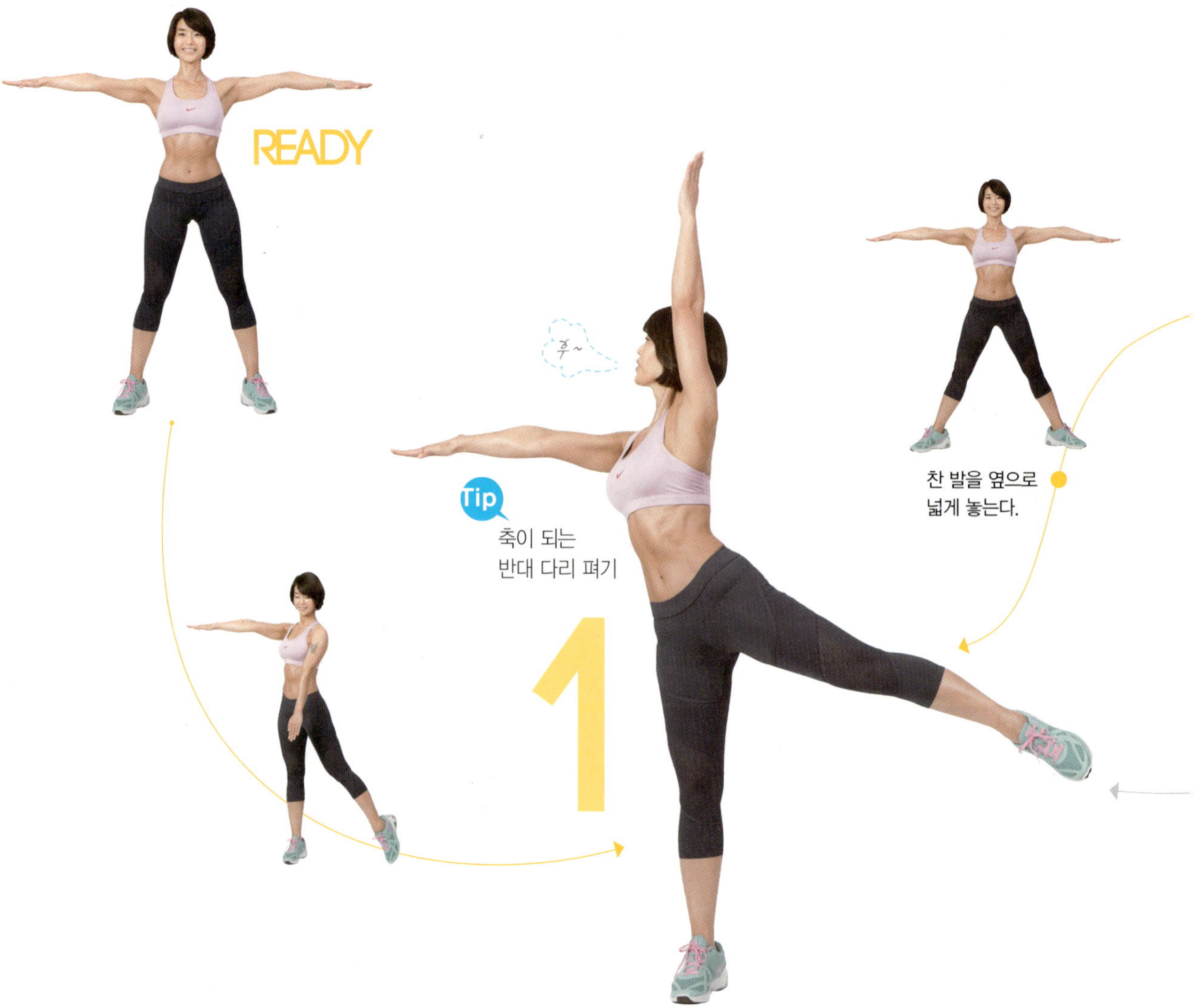

READY

Tip
축이 되는
반대 다리 펴기

1

찬 발을 옆으로
넓게 놓는다.

READY 발끝이 살짝 밖을 향하도록 하여
어깨 너비로 서고, 양 팔은 옆으로 뻗는다.

1 (날숨) ① 한쪽 팔을 아래로 큰 원을 그리면서 위로 뻗는다.
② 고정된 팔쪽 다리로 중심을 이동 하여 몸을 틀어 주며 뒷발을 찬다.

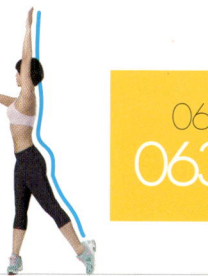

바디효과 ★ 엉덩이 근육과 전신 라인 형성

1번 ↔ 2번, 10회 실시 (좌우 번갈아)

3번, 5회 실시

~흡
Tip
어깨에 과도한 힘 주지 말기
3
10회 실시
후~
2
일어 서며
바로 동작 1

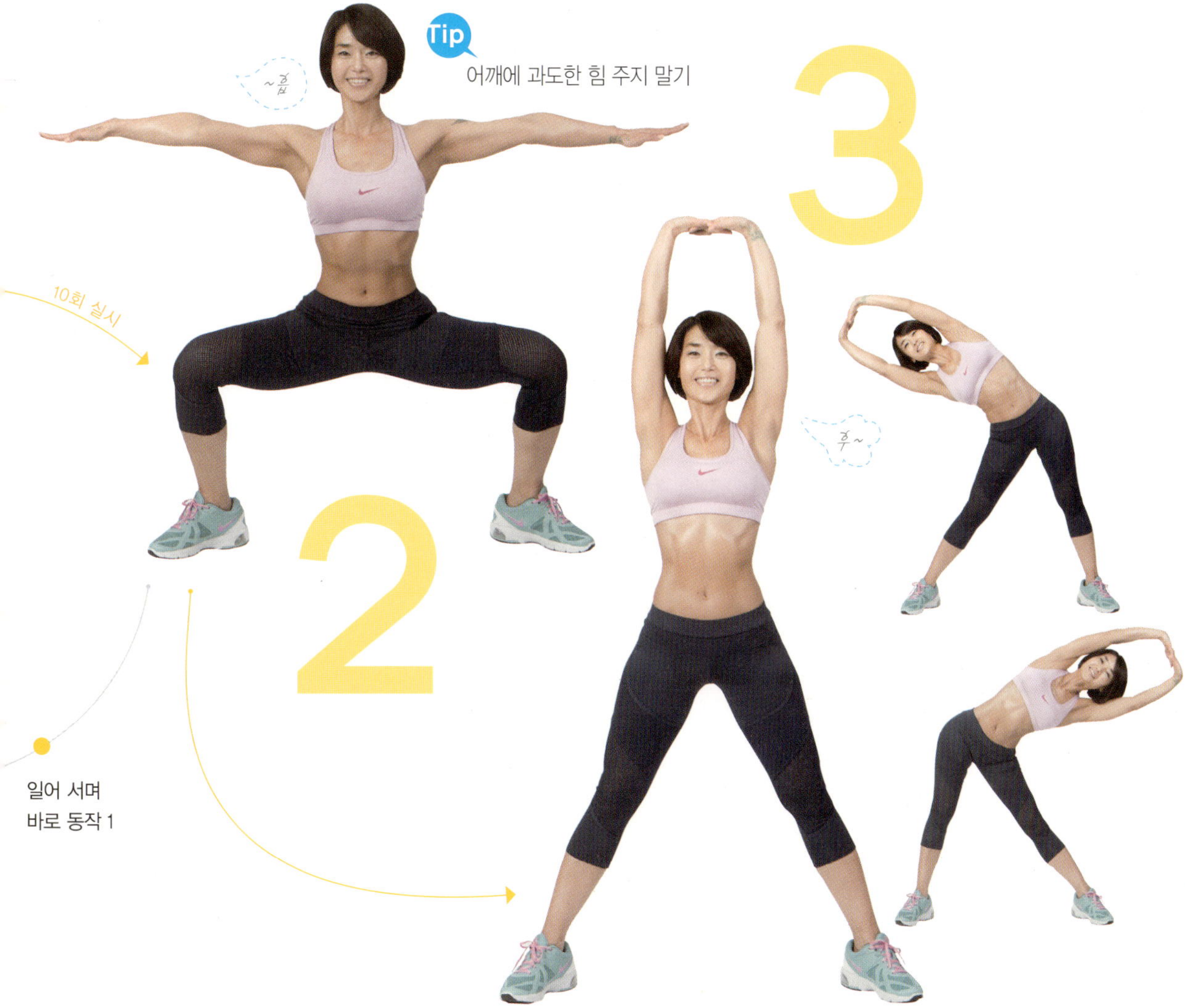

2 (들숨) ① 올렸던 발을 내려 놓으며 바로 앉는다.
② 팔은 아래로 큰 원을 그리며 옆으로 뻗는다.

3 (날숨) 손바닥을 위로 향하게 손깍지를 끼고
골반을 좌, 우로 밀어 몸을 늘인다.

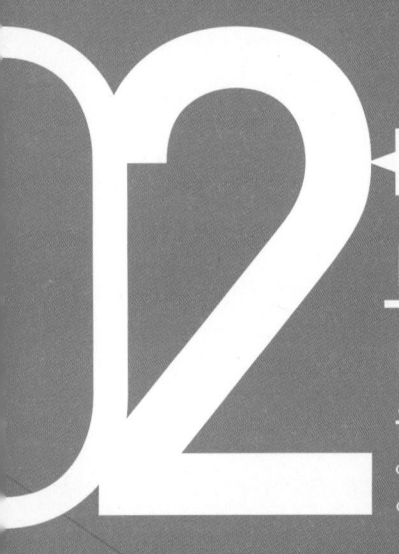

STEP

02

볼륨 바디

골격을 바르게 세워 균형적인 볼륨이 형성되는 트레이닝

아름다운 자태를 만들다.
이제 자신이 어떤 모습으로 운동하고 있는지 꼼꼼하게 체크할 시간이다.

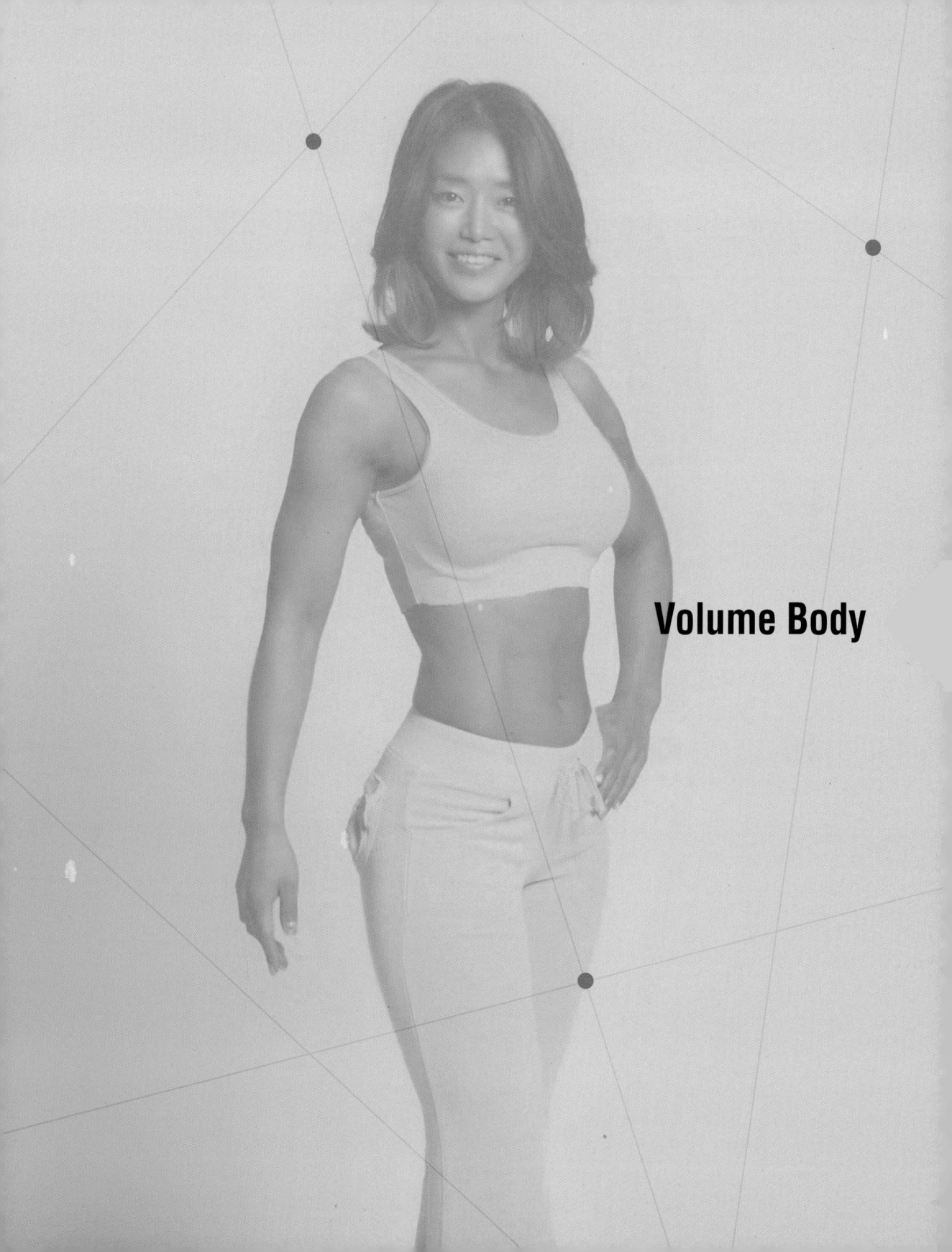

Volume Body

몸은
거짓말을
하지 않는다

운동 목적에 따라 다른 형태의 몸이 만들어진다.
"보디빌딩은 아름다움을 위해 웨이트(중량) 트레이닝을 한다."

각기 다른 기능적 트레이닝이 된 선수들의 몸의 형태는 다르다.
어떤 운동을 선택했느냐에 따라 운동형태는 분명히 달라졌을 것이다.

'난 아름다운 몸을 조각하고 싶다!'
보디빌딩은 신체를 조형하는 작업으로 재료(몸)를 다듬고, 채우고, 빚어서 입체적이고 아름다운 형상으로 만드는 것이다.
웨이트(중량)를 이용하는 운동일 뿐, 그 무게를 들기 위한 운동이거나 근육을 무조건 만드는 운동이 아니라는 것이다.
근육의 비율과 균형 등을 생각하며 세심한 운동 기술(도구)이 필요한 스포츠인 까닭이다.

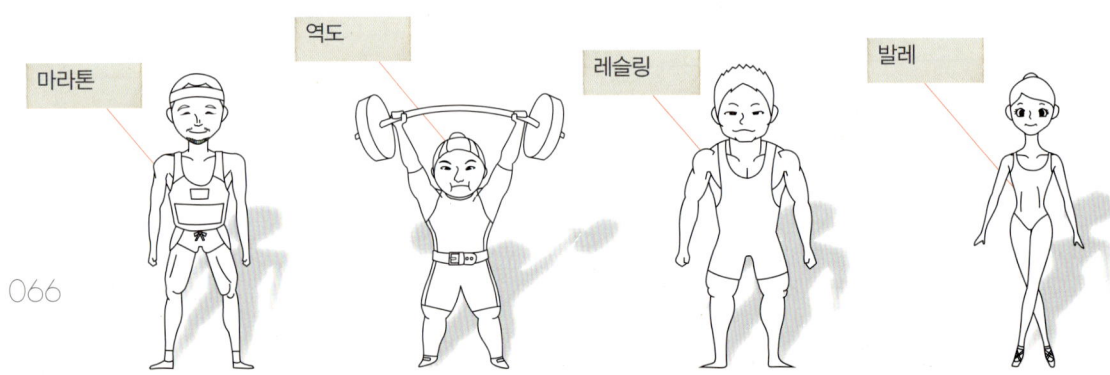

마라톤 역도 레슬링 발레

중량을 들기 위함이거나 체력만을 기르기 위한 또는 파이터가 되려고 트레이닝을 선택했었다면 모를까. 선택한 이유가 아름다운 몸을 위한 것이라면 좀 더 세밀한 방법으로 작업할 필요가 있다.

"건강은 균형이고, 균형이 곧 아름다움이다!"

지금부터 5원리 적용 18가지 운동 습득으로 다양한 운동 기구 사용과 어려워 보였던 운동을 편안하게 이해하고 몸이 아름다워지는 트레이닝이 되도록 도와줄 것이다.

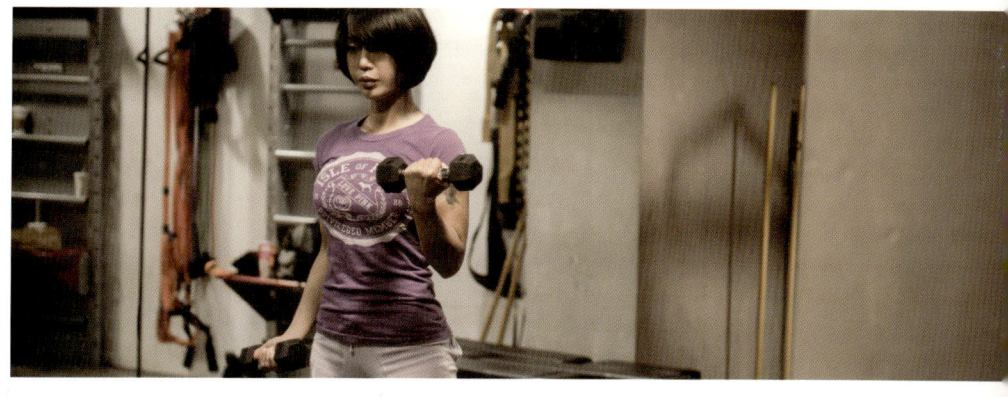

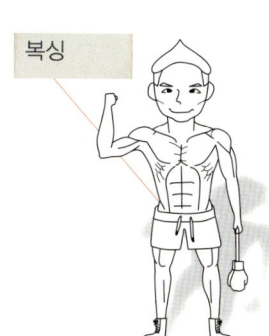
복싱

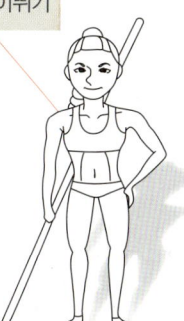
장대높이뛰기

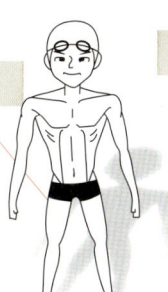
수영

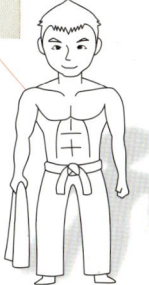
유도

볼륨원리

VOLUME
PRINCIPLE
FIVE

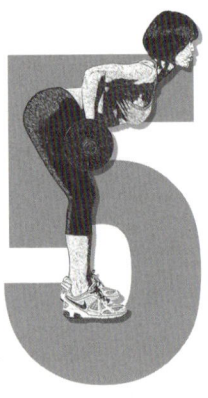

1 one
균형 잡기

운동은 실생활의 불균형적인 자세나 동작을 균형 있게 신체에 각인시킴으로써 다시 실생활에 쓰이도록 하는 것이다.
특히, 맨몸도 아닌 중량을 들고 움직이는 운동은 균형을 잡는 것이 더 힘들고 어렵다.
앞쪽 운동 시 뒤와 옆, 뒤쪽 운동 시 앞과 옆의 정렬 상태를 확인하고 생각한다면 실수를 줄이고 균형적인 운동을 할 수 있게 만들어 준다.

2 two
축 세우기

축이란? 활동이나 회전의 중심이다.
축을 잡고 채울 곳(볼륨)과 깎을 곳(핏)을 분리하여 집중운동이 되도록 한다.

3 three
중력 이용하기

웨이트(중량) 트레이닝은 아마도 지구에서만 가능한 운동일 것이다.
보디빌딩은 중량을 들기 위함이 아닌 중량을 이용하는 운동으로 중량과 중력이 서로 저항하도록 동작을 실시한다.

4 four
운동 중 휴식

운동 중 휴식은 또 다른 트레이닝이다.

근육운동은 누가 더 빨리 근을 지치게 하고 회복 시키느냐에 따라 운동의 능력과 효과가 결정된다. 운동의 중량, 횟수, 기술, 시간 등을 중요하게 생각 한다면 그 만큼 중요한 것은 휴식이 되는 것이다.

운동 중 휴식은 안정된 혈액순환(심호흡, 스트레 칭 등의 적당한 움직임)으로 근을 회복하여 다음 운동을 위한 준비 시간으로 진행 되어야 한다.

5 five
호흡하라

호흡은 산소를 공급하여 에너지를 만든다.

이는 곧 근육생성, 체지방 분해로 연결되어 원하 는 운동효과를 근본적으로 만들어주는 것이다.

안정된 호흡이 동작과 하나가 되어 리듬을 타면 심장의 안정과 근의 긴장감을 유지하는데 큰 도 움이 된다.

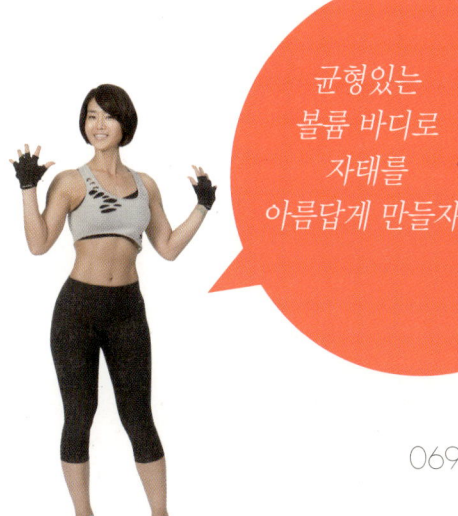

균형있는
볼륨 바디로
자태를
아름답게 만들자!

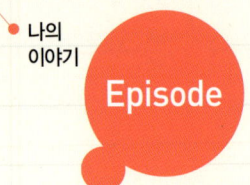

바람에 흩날리는 버드나무 잎,
그리고 작은 나비 한 마리

내 몸엔 특별한 그림이 있다. 한 쪽엔 나비, 다른 한 쪽엔 버드나무 잎.
'나비처럼 날아다닌다'해서 에어로빅 시절엔 '나비'라는 닉네임이 붙었고, 고양이(나비
라고도 부른다)를 좋아해 떠돌이 고양이를 데려다 키우다 보니 30마리까지 늘어난 적도
있었다.
보디빌딩 시합 땐 대기실에서 나를 보며 "작은 몸이네. 쟤는 입상이 힘들겠어." 하는
경우가 많았다. 하지만 무대 위에 오르는 순간 모두들 놀라며 "와! 카리스마"라는 탄성
과 함께 "무대 위의 날개 펴는 천사" 라며 감탄했다고 한다.

나비의 진가는 날개를 활짝 펴고 날개 짓 하는 순간에 발휘되는 법이다.
매번 나비와의 인연이 계속 된다.
가끔 내가 나비가 되는 호접몽을 꾸고,
항상 나를 아껴 주는 팬클럽 명도 '나비야~ 나비야~'가 되었다.

미술을 전공한 타투 작가 친구가 있다.

그녀의 작품을 보고 처음으로 타투가 아름답다는 생각을 했다.

난 한 치의 망설임도 없이 상처가 있던 팔에 나비 문양을 새겨 넣었다.

그리고 다른 한 쪽엔 흩날리는 버드나무 잎을…….

살아가면서 생긴 상처를 가리기 위함이 아닌 아름다움으로 승화시켜

마음의 안정과 치유를 얻고 싶었다.

쉽게 타투를 선물하지 않는다던 그녀는, 세상에 단 하나밖에 없는 나비

와 바람이 느껴지는 버드나무를 선물해 주었다.

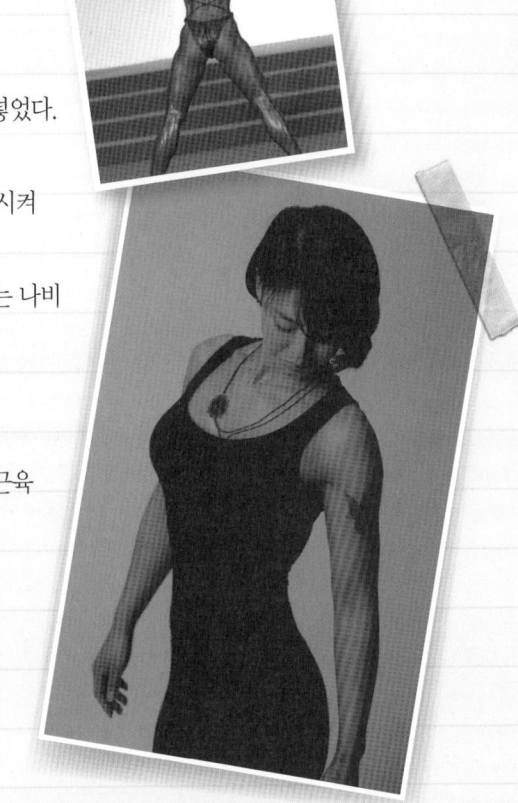

누구에게나 상처가 있다.

많은 사람들에게 운동이 자신을 학대하며 남에게 보이기 위한 근육

을 만드는 노동의 시간이 아닌,

마음의 상처와 안정을 위한 시간으로 인도하고 싶다.

작은 상처가 나비와 버드나무가 된 것처럼

아름다움을 향한 나의 날갯짓은 멈추지 않을 것이다.

Q&A

Q. 이제 운동이 힘들지 않으시죠?

"고통을 즐겨라"

운동 하던 중 문구를 보았습니다.

고통은 고통이지! 도대체 뭘 즐기라는 거야! 즐기기엔 너무 힘들잖아!

괜한 화풀이로 짜증을 낸 적도 있습니다.

Q. 이 동작이 쉬우시죠?

절대 쉬운 동작은 없습니다.

하지만, 연습으로 몸에 익숙한 동작은 있죠.

익숙한 동작이 아름다움을 가져옵니다.

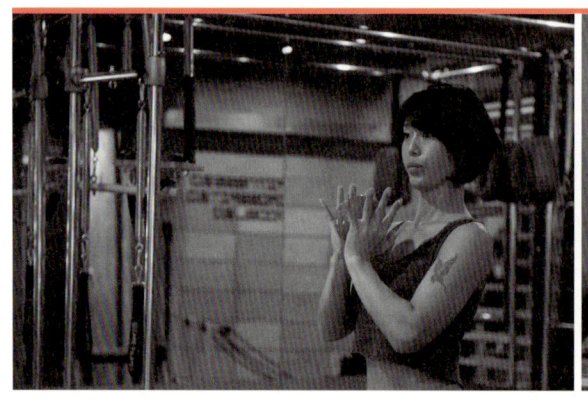
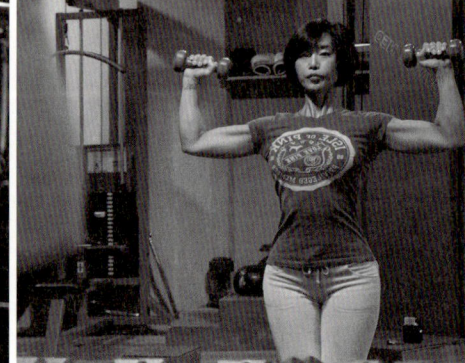

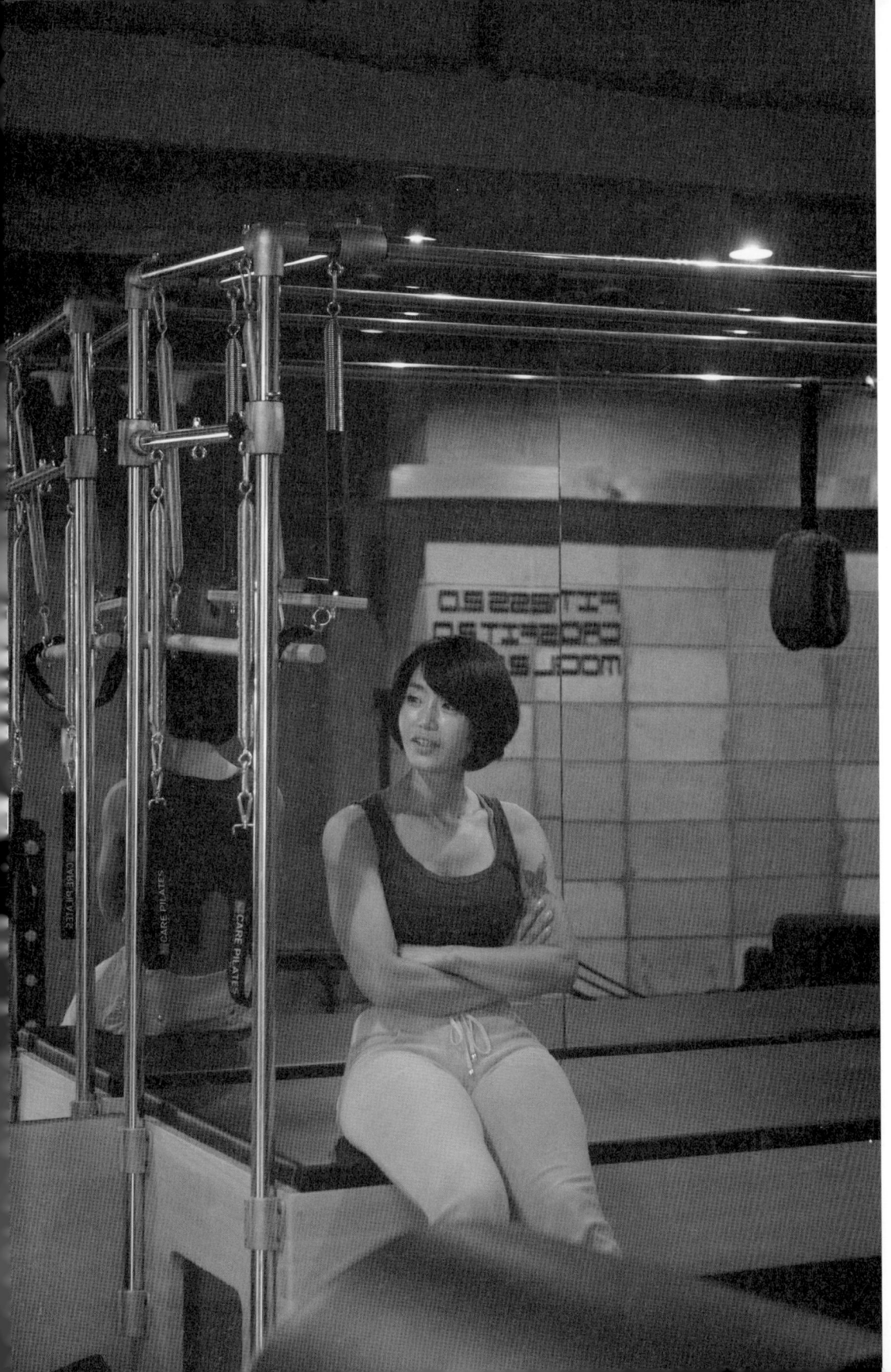

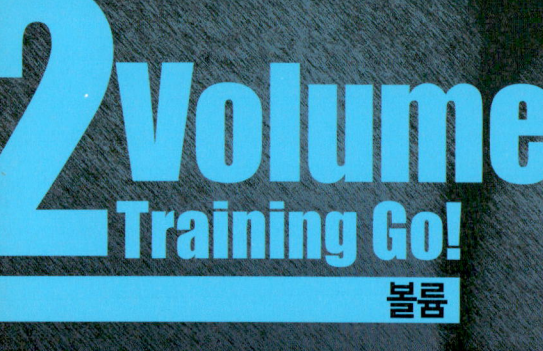

2Volume

Training Go!

볼륨

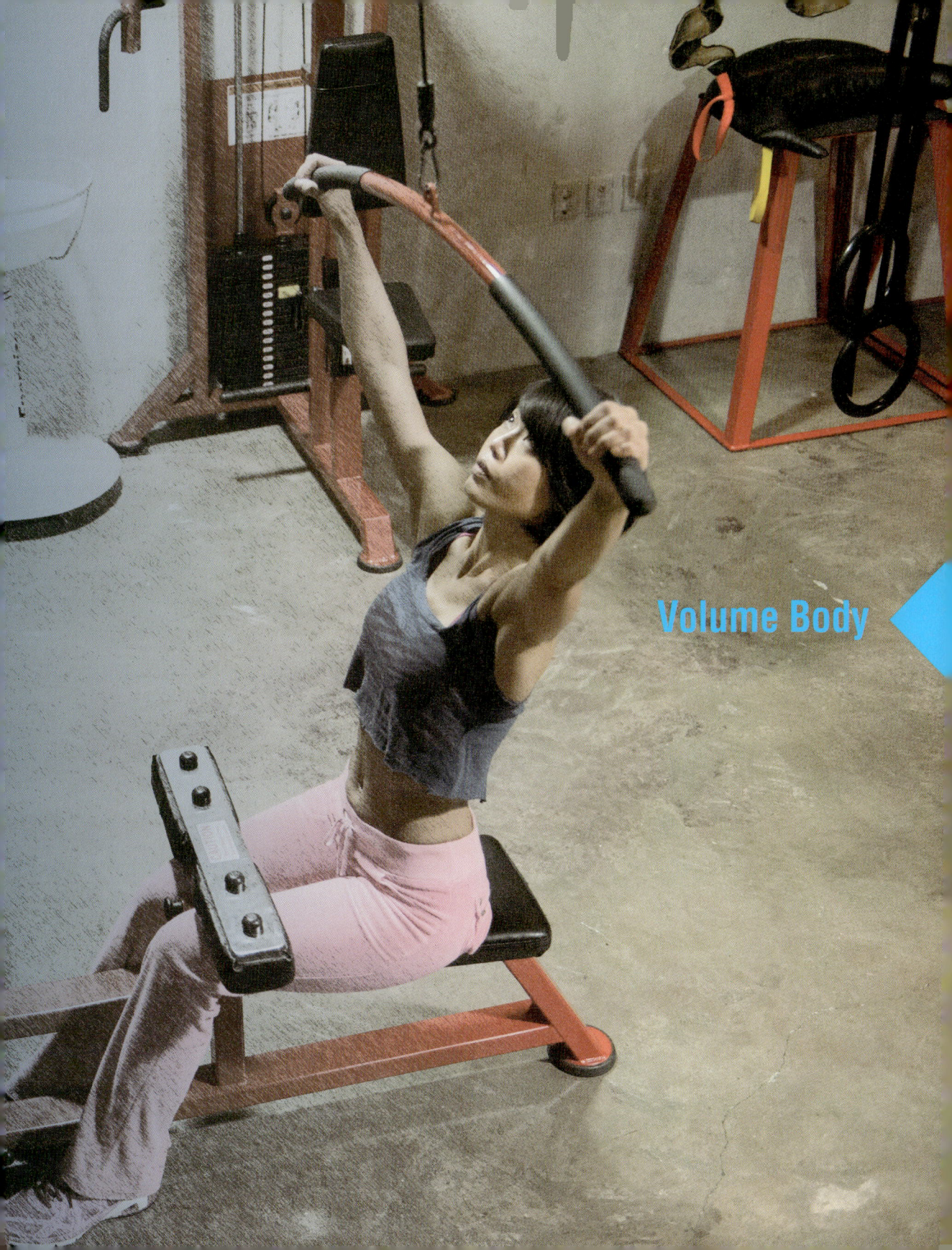

Volume Body

VOLUME BODY

TRAINING GO!
사용설명서

9가지 부위
근육 부위를 분류하여 움직임의 원리를 습득하는데
기본이 되는 운동 방법을 제시합니다.

등 **C** PART **02**

로우(덤벨) Low(Dumbbell)
노 젓기

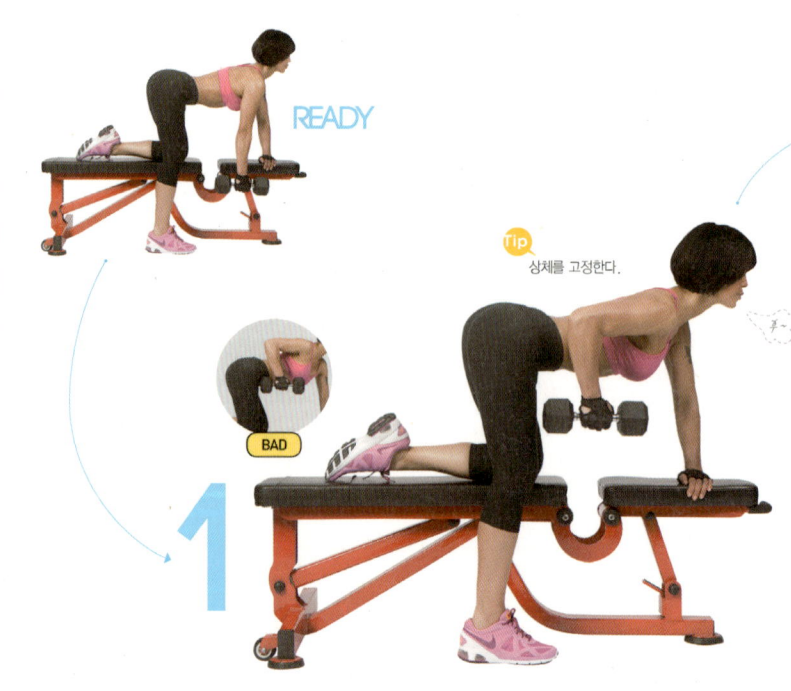

READY

Tip 상체를 고정한다.

BAD

1

READY 한쪽 팔과 다리를 벤치에 지지하고 허리는 곧게 편다.

1 (날숨) 어깨 관절을 축으로 팔꿈치가 뒤로 원을 그려 위로 당긴다.

호흡 · 날숨
내쉬는 호흡을 말합니다.
입으로 '후~~~'

Tip
한 번 더 생각하면 안정된 동작으로
효과는 몇 배가 됩니다.

집중 운동 부위
신체 부위 중 운동효과가
집중되는 부위를 표시합니다.

근육이 수축하면 가장 넓게 펼쳐지고 돌출되어 볼륨감이 표현된다.
노 젓기 하듯 원을 그리며 내리고 올린다.

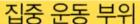

089
088

잘못된 동작
흔한 실수나 혹은 별거 아닌
실수로 생각하는 자세 흐트러
짐을 체크합니다.

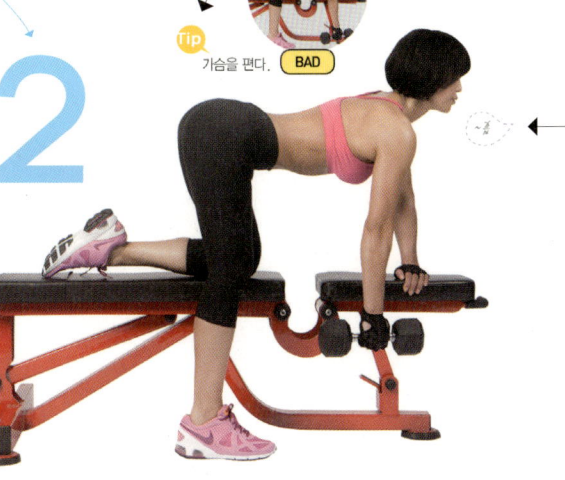

Tip
가슴을 편다. **BAD**

2

호흡 • 들숨
들이마시는 호흡을 말합니다.
입은 다물고 코로 '~흡'

2 (들숨) 덤벨이 허벅지를 스치며 원을 그려 내린다.

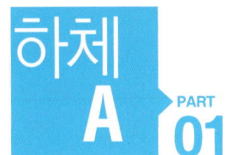

하체 A

PART 01

스쿼트 Squat

쭈그리기

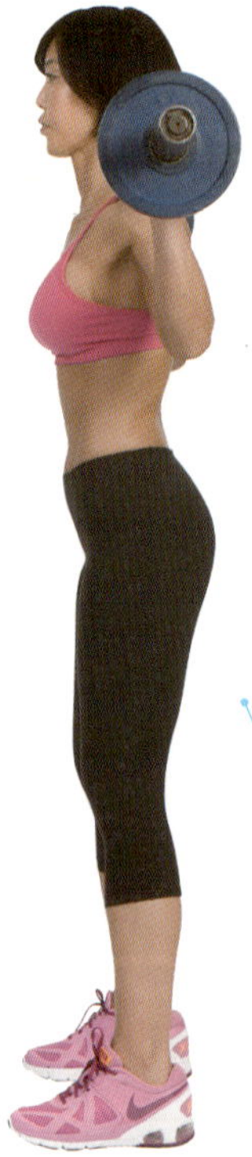

READY

1

BAD

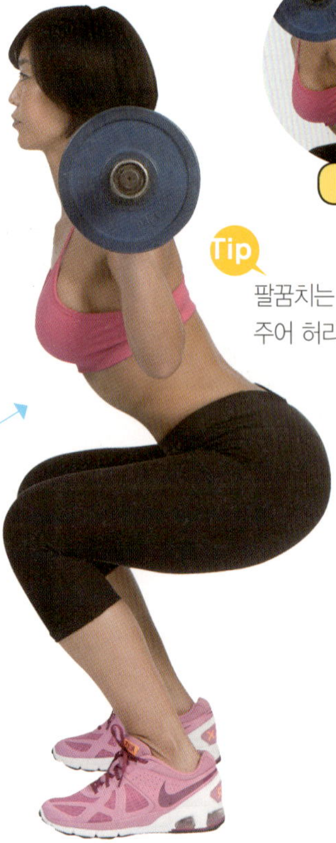

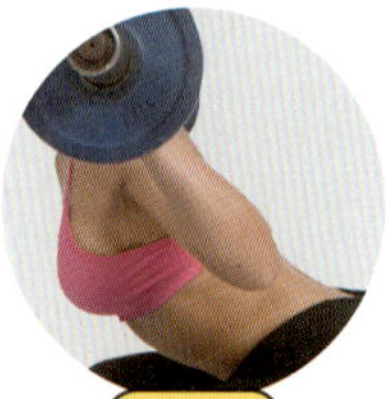

Tip

팔꿈치는 아래로 당겨
주어 허리를 편다.

READY 배꼽을 중심으로 몸을 아래위로
당기고 어깨너비로 선다.

1 (들숨) 엉덩이를 뒤로 밀어 균형을
잡으며 앉는다.

스쿼트는 "쭈그리다"라는 뜻을 가지고 있으며, 부위별 신체 길이, 무게, 유연성 등의 차이를 생각하여 균형을 잡는 세밀한 조절 능력이 필요하다.

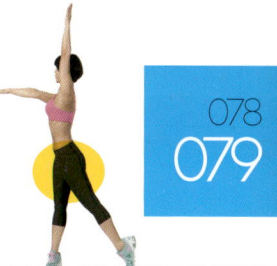

Tip
시선은 살짝 위를 본다.

후~

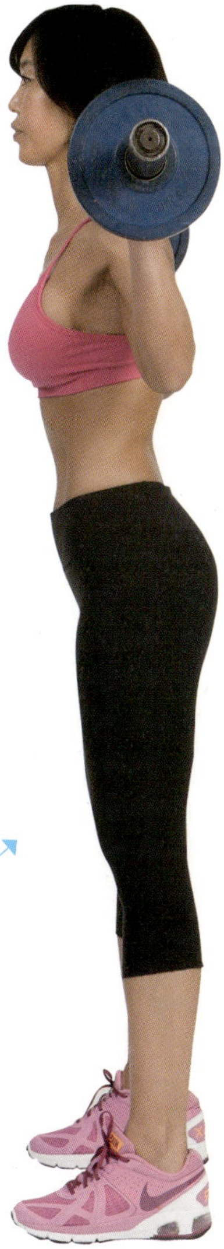

2

2 (날숨) 발은 바닥을 밀고 정수리는 위로 당기듯 선다.

런지 Lunge
돌진하기

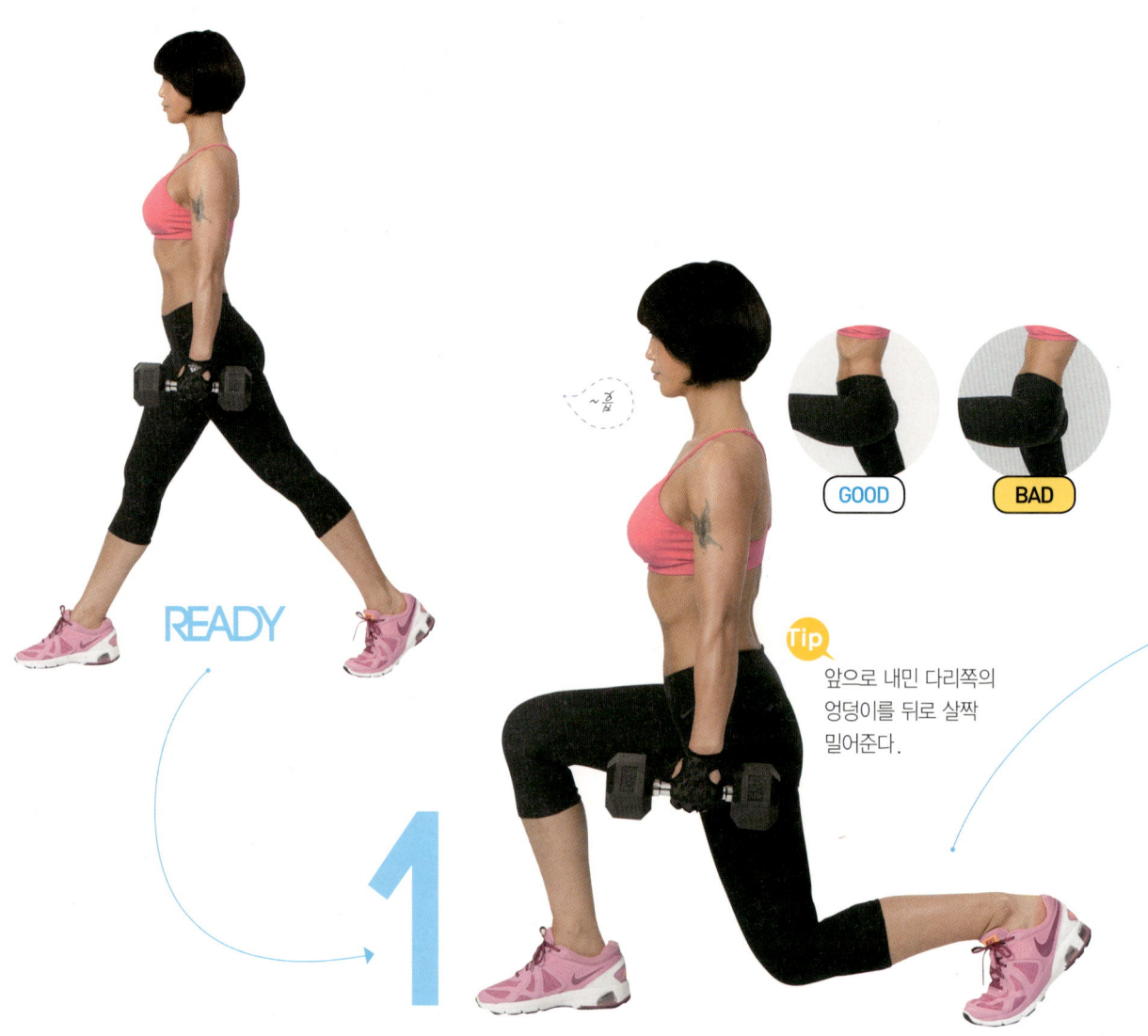

READY

1

GOOD BAD

Tip
앞으로 내민 다리쪽의
엉덩이를 뒤로 살짝
밀어준다.

READY 앞뒤로 발을 넓게 벌리고 뒤쪽 발꿈치를 올려 선다.　　**1** (들숨) 허리를 곧게 펴고 내려 앉는다.

런지(돌진)는 빠르게 뛰어 나가기 위한 준비 자세다.
엉덩이 관절을 접고 펴는 과정을 세밀하게 조절한다면 효과적으로 근육을
자극 시킬 수 있다.

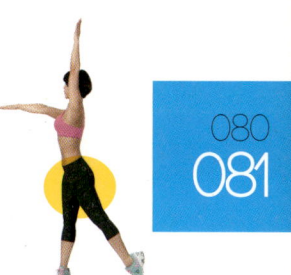

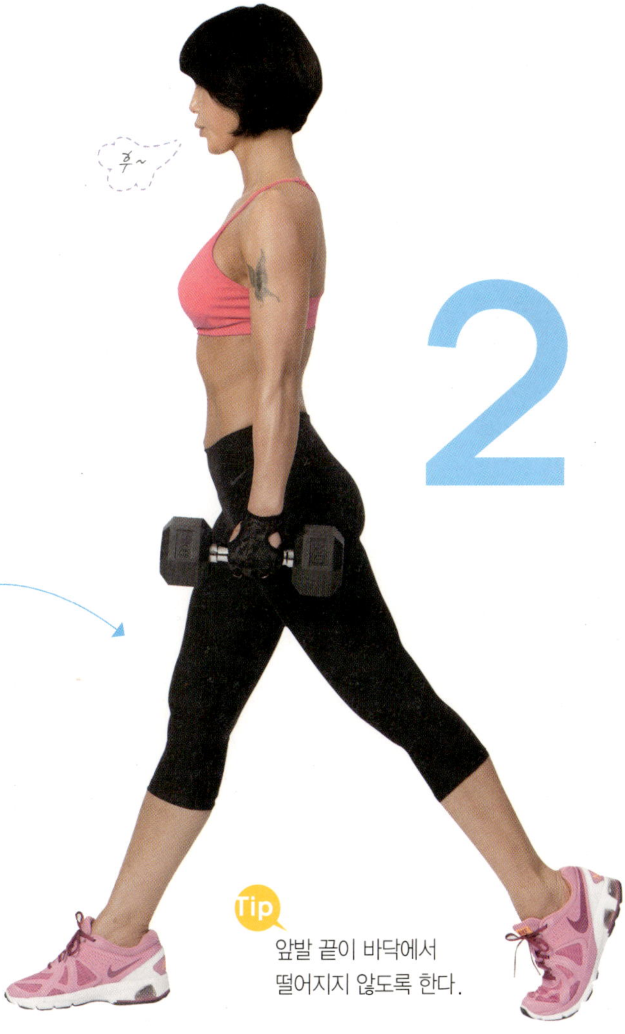

2

Zzz~

Tip 앞발 끝이 바닥에서
떨어지지 않도록 한다.

2 (날숨) 앞발 뒤꿈치에 힘을 주어 바닥을 밀어 선다.

step1 **step2** step3 step4

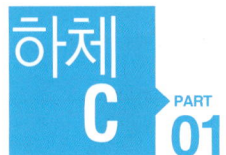

데드 리프트 Dead Lift

들어 올리기

Tip 바벨을 손바닥 전체로 감싸며 잡는다.

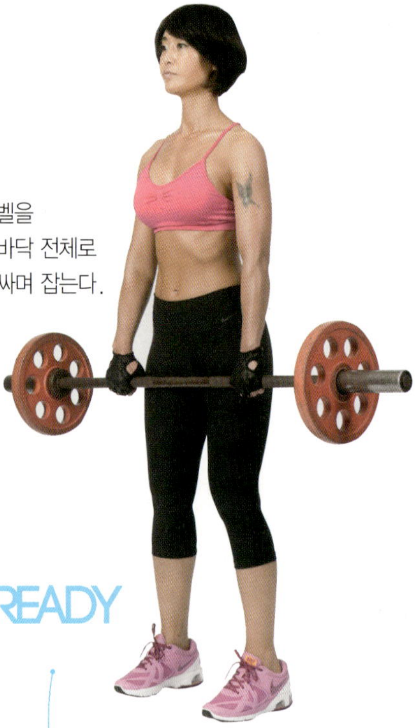

READY

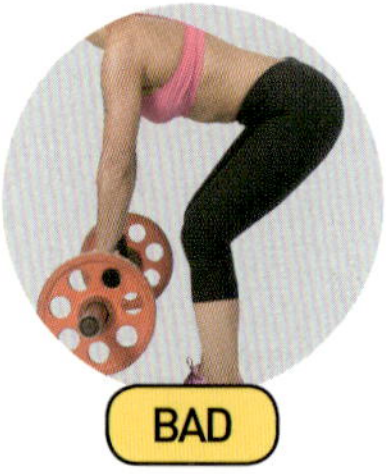

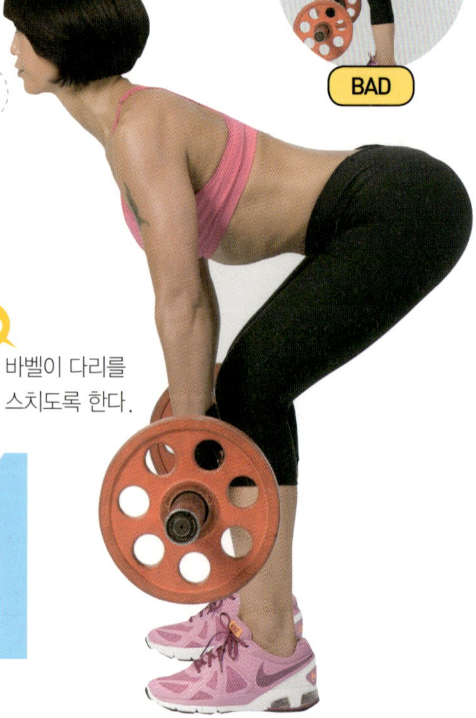

Tip 바벨이 다리를 스치도록 한다.

~흡

BAD

1

READY 가슴은 펴고 복부를 긴장하여 어깨너비로 선다.

1 (들숨) 가슴은 앞으로 엉덩이는 뒤로 밀어 무릎과 엉덩이 관절을 접는다.

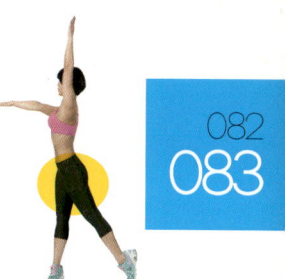

데드 리프트는 몸의 뒷면(등, 엉덩이, 허벅지 등)을 책임진다 해도
과언이 아니다.
"뒤태가 잡히면 앞태는 자연히 정리된다."

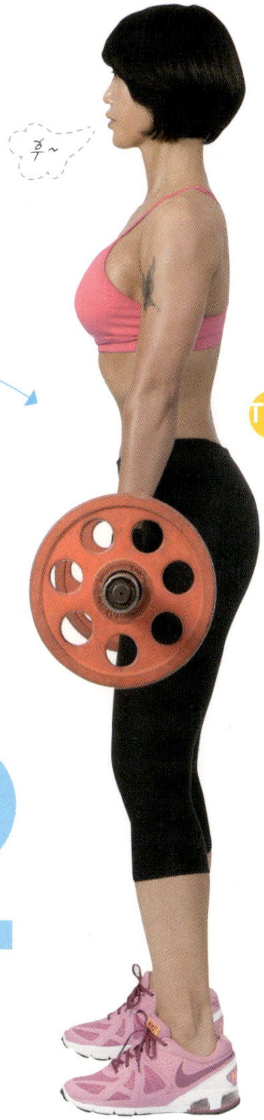

후~

Tip
엉덩이 관절을
사용한다.

2

2 (날숨) 허리를 펴고 가슴은 위로 엉덩이는 앞으로 동시에 밀어 선다.

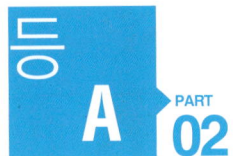

풀-업 Pull-up

A PART **02** 당겨 올리기

READY

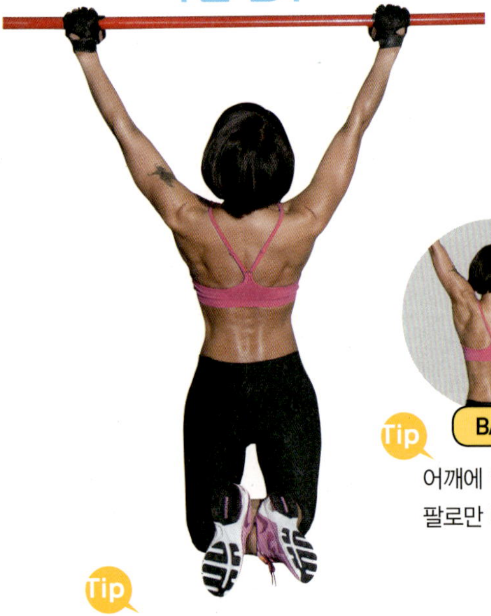

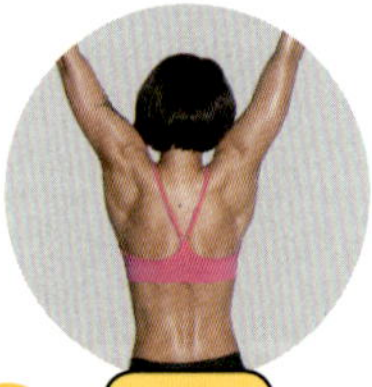

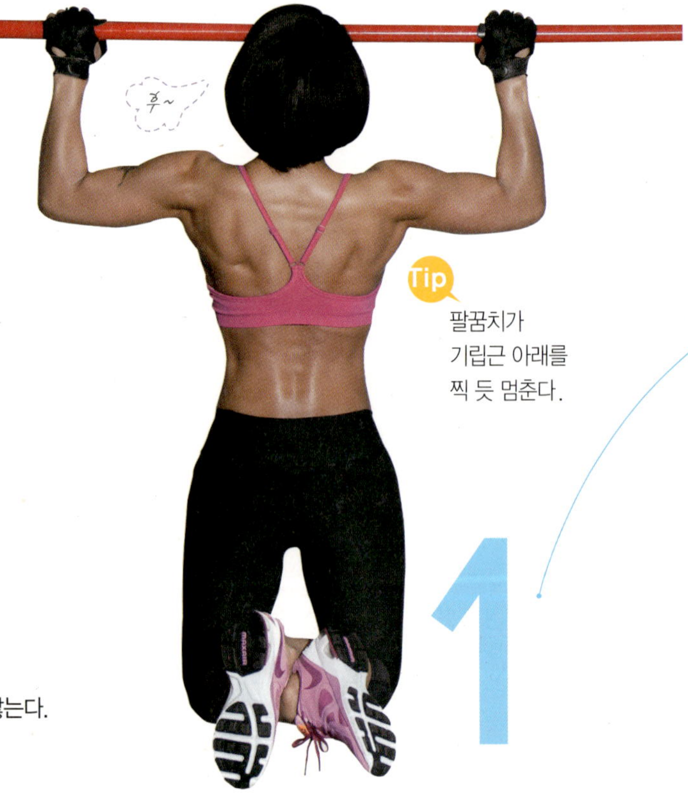

Tip
팔꿈치가
기립근 아래를
찍 듯 멈춘다.

1

Tip BAD
어깨에 힘을 빼고
팔로만 매달리지 않는다.

Tip
초급 or 여성은 준비자세 만으로도 운동효과 OK

READY 어깨를 축으로 가슴을 위로 밀어
시선이 45도 위를 바라 보도록 한다.

1 (날숨) 가슴을 넓게 펴는 느낌으로 당겨 올라 간다.

등 근육은 "당기다"(풀) 동작에서 많이 활용된다.
기본 원리를 습득하면 다양한 각도의 운동 기구도 쉽게 접근할 수 있어 좀 더
현명하게 근육을 자극시킬 수 있다.

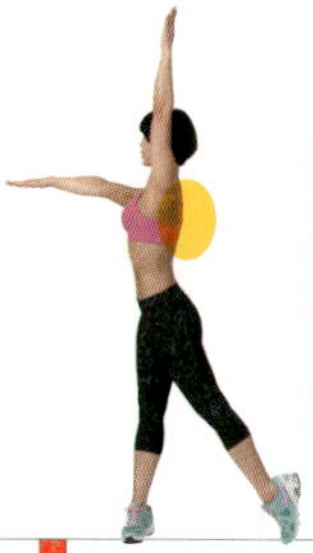

Tip
시선과 가슴이
45도 위를 보게하여
등으로 매달린다.

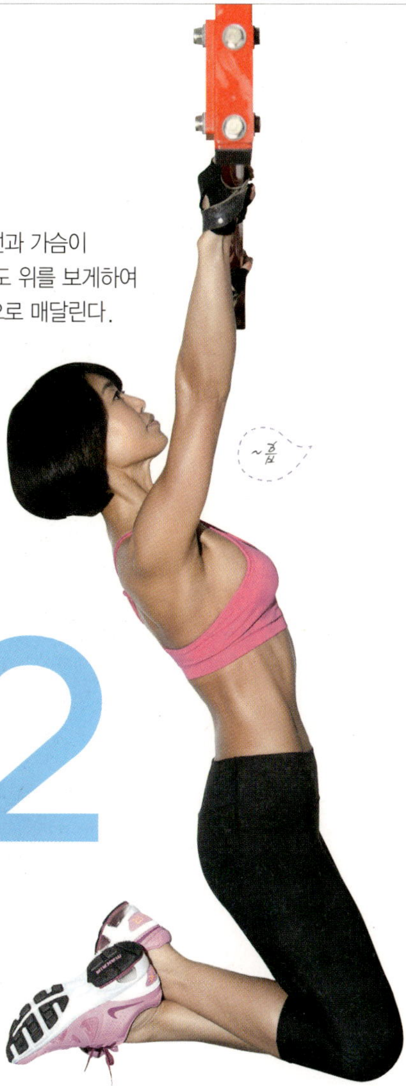

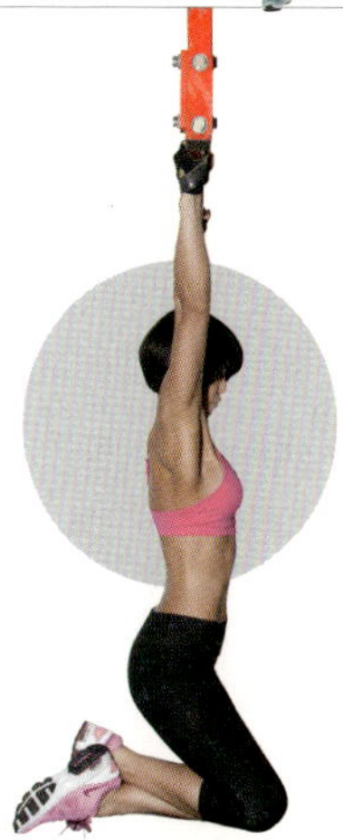

BAD

2

2 (들숨) 팔꿈치를 천천히 펴 내리며
준비 자세를 만들어 준다.

step1 **step2** step3 step4

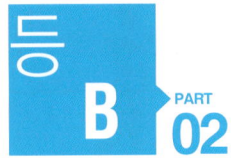

로우(바벨) Low(Barbell)

B PART **02** 노 젓기

BAD

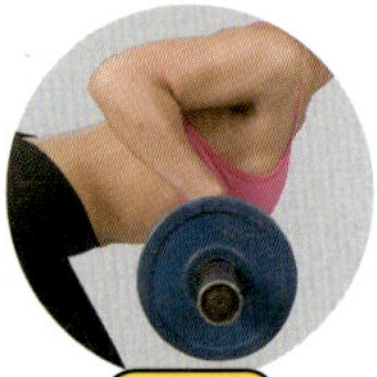

Tip 팔꿈치를 과도하게
위로 올리지 않는다.

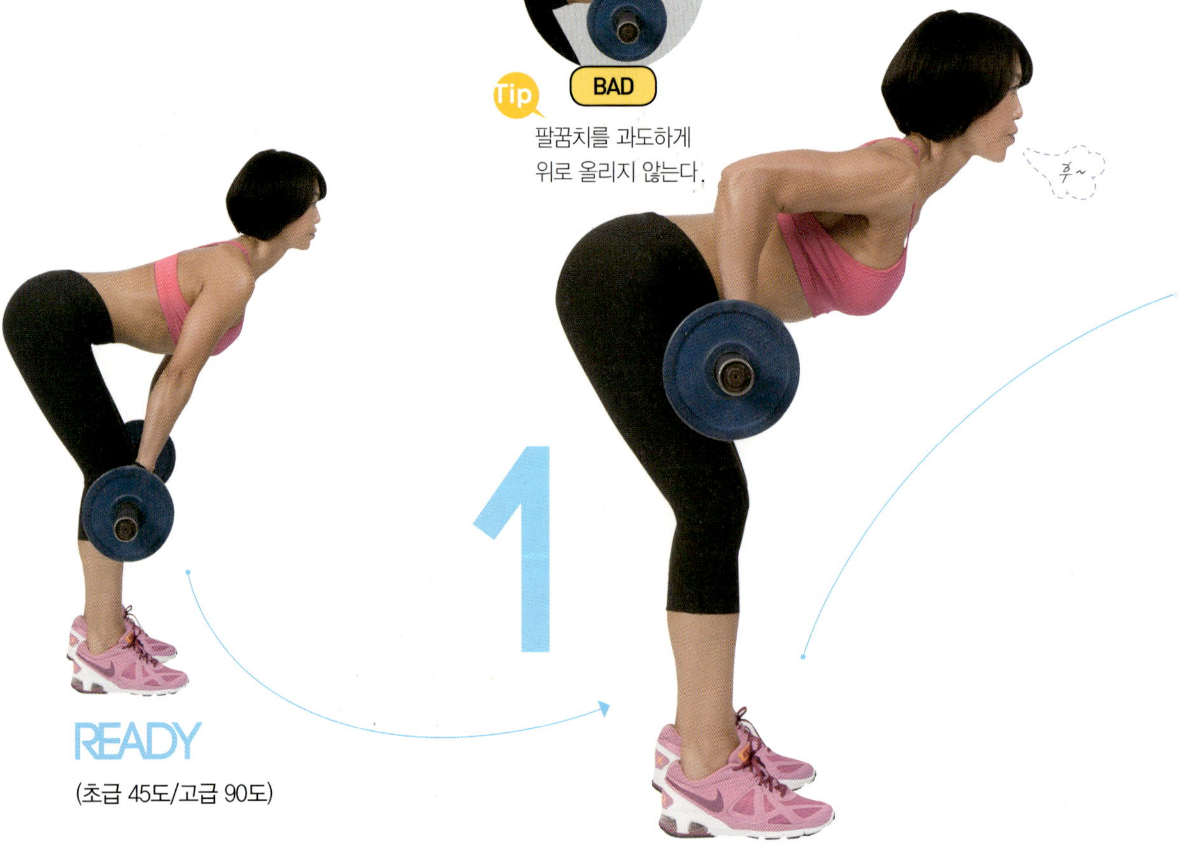

1

주~

READY

(초급 45도/고급 90도)

READY 무릎은 살짝 구부리고 상체를
곧게 펴 엉덩이 관절을 접어 숙인다.

1 (날숨) 바벨이 허벅지를 스치며
팔꿈치를 위로 당긴다.

등은 쉽게 '위 등', '아래 등'으로 나뉘며 아래 등부터 근육이 채워져야만 역삼각형을 만들 수 있다.
그러기 위해선 중량을 들어 올리려는 욕심 보다, 만들어 놓은 준비 자세(프레임)가 흔들림 없이 동작 내 유지하는 것이 가장 중요하다.

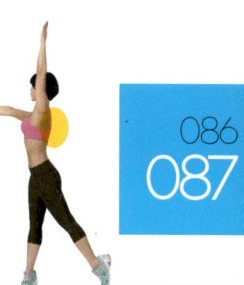

Tip
복부를 긴장하여
허리를 보호한다.

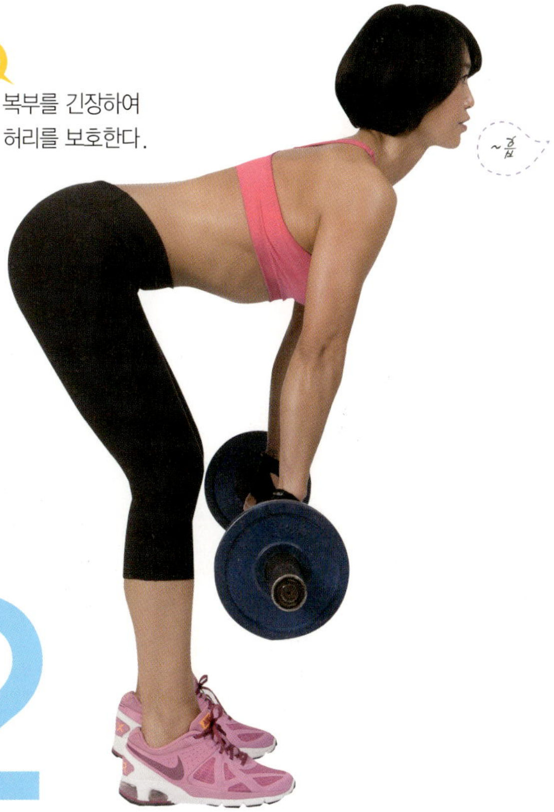

2

2 (들숨) 바벨이 허벅지를 스치며 원을 그려 내린다.

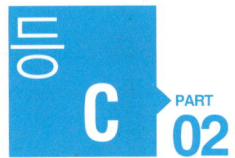

로우(덤벨) Low(Dumbbell)

C PART 02 노 젓기

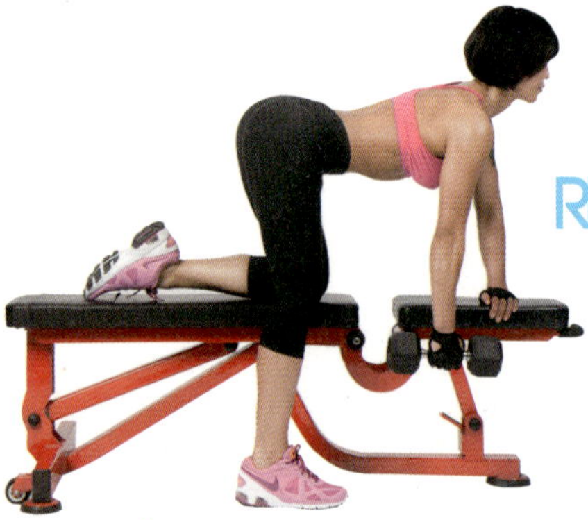

READY

Tip 상체를 고정한다.

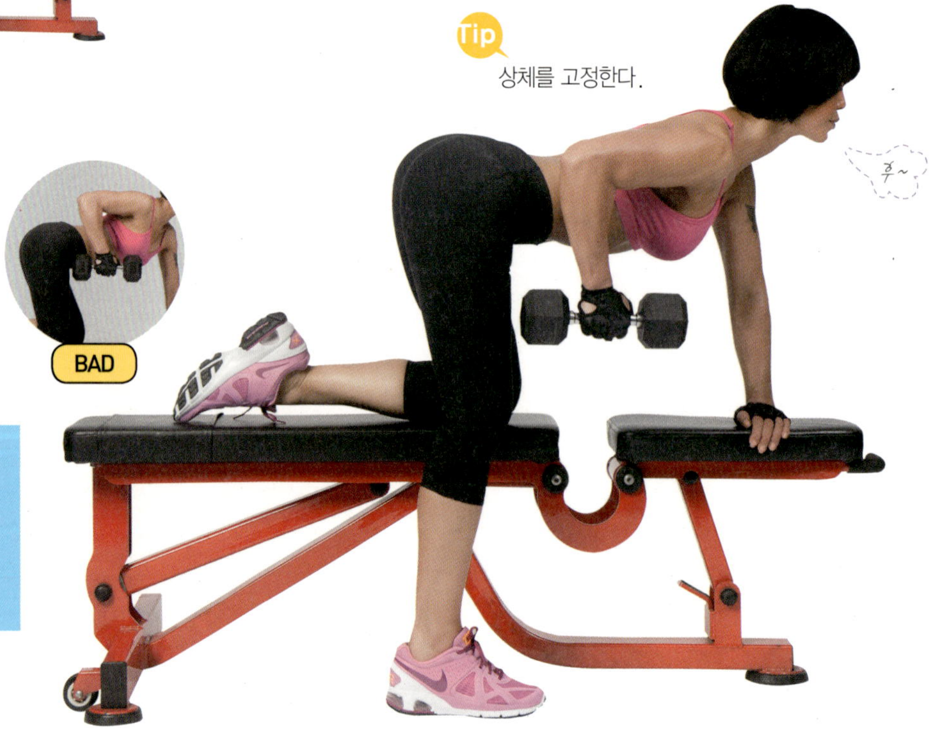

BAD

1

READY 한쪽 팔과 다리를 벤치에 지지하고 허리는 곧게 편다.

1 (날숨) 어깨 관절을 축으로 팔꿈치가 뒤로 원을 그려 위로 당긴다.

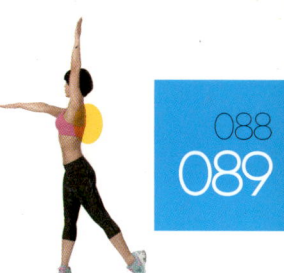

근육이 수축하면 가장 넓게 펼쳐지고 돌출되어 볼륨감이 표현된다.
노 젓기 하듯 원을 그리며 내리고 올린다.

2

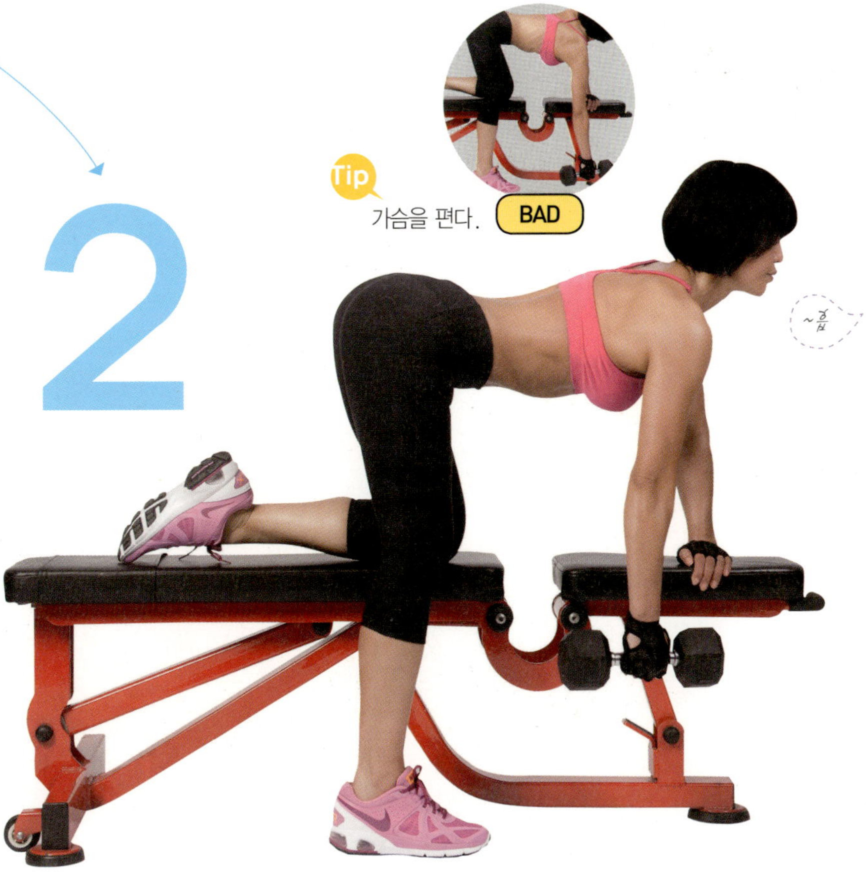

Tip
가슴을 편다. BAD

2 (들숨) 덤벨이 허벅지를 스치며 원을 그려 내린다.

가슴 A PART 03

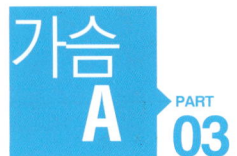

푸쉬-업 Push-up

밀어 올리기

READY

1

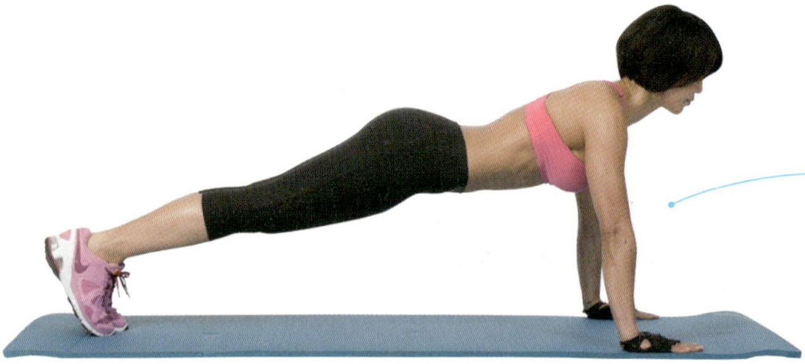

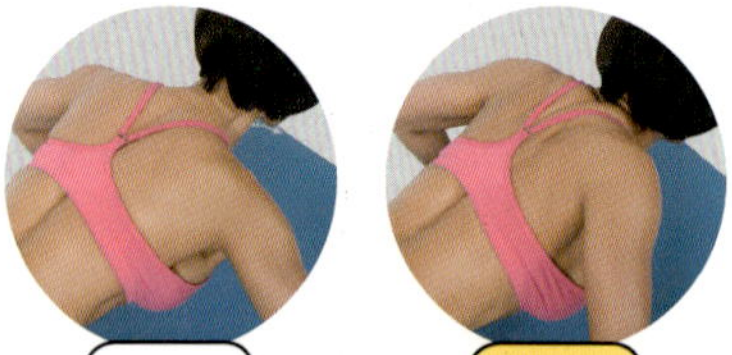

GOOD BAD

Tip 등을 편다.

READY ① 복부를 긴장하여 정수리부터 뒤꿈치까지 곧게 펴 준다.
② 팔을 펴 손바닥 전체로 바닥을 밀어주고 시선은 45도 아래를 본다.

1 (들숨) 팔꿈치를 옆으로 밀어 가슴을 열어주듯 천천히 구부려 내린다.

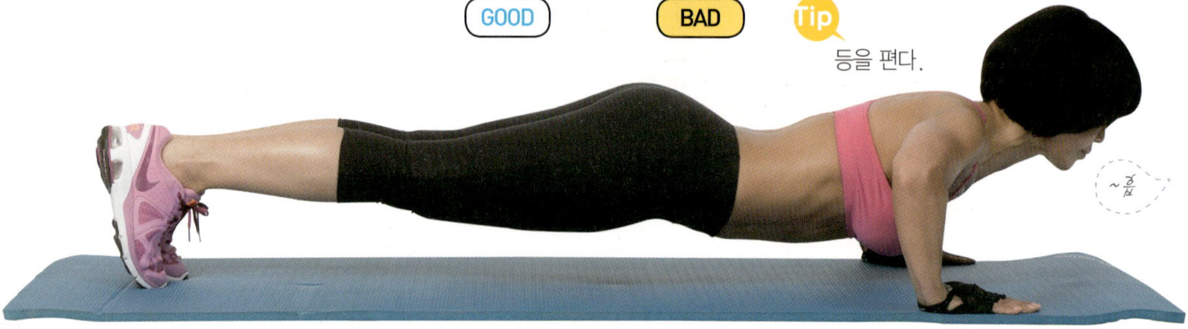

자신의 몸이 중량이고 기구가 된다.
사용되는 관절 이외의 움직임을 절제하는 것이 포인트가 된다.

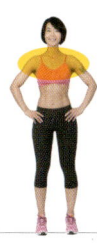

2

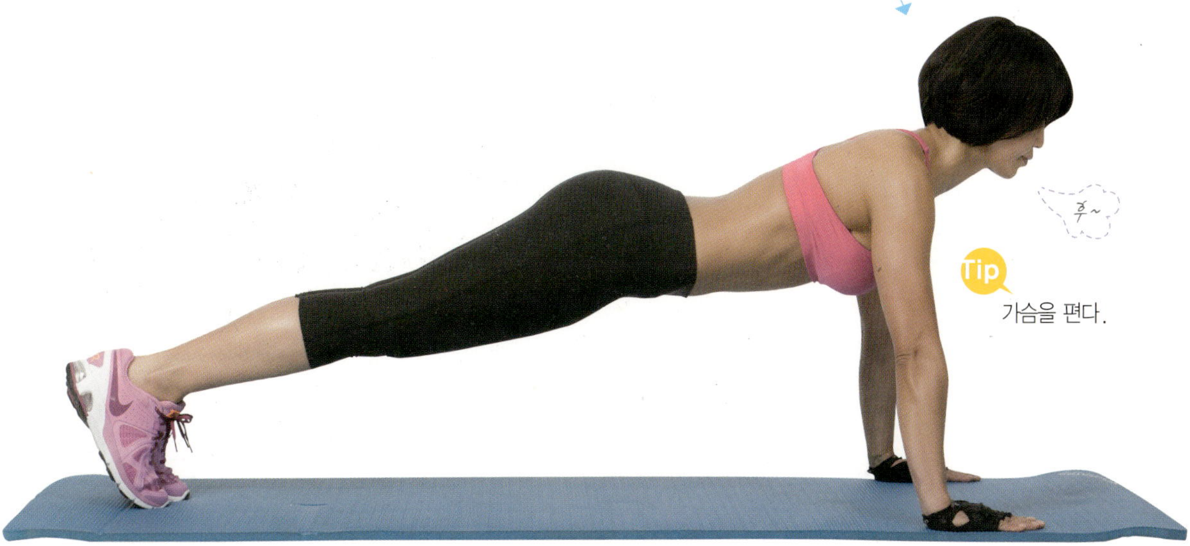

Tip
가슴을 편다.

후~

2 (날숨) 손바닥으로 바닥을 밀어 팔꿈치를 부드럽게 펴 올린다.

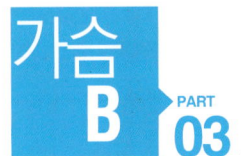

체스트 프레스(바벨) Chest press(Barbell)

밀기

READY

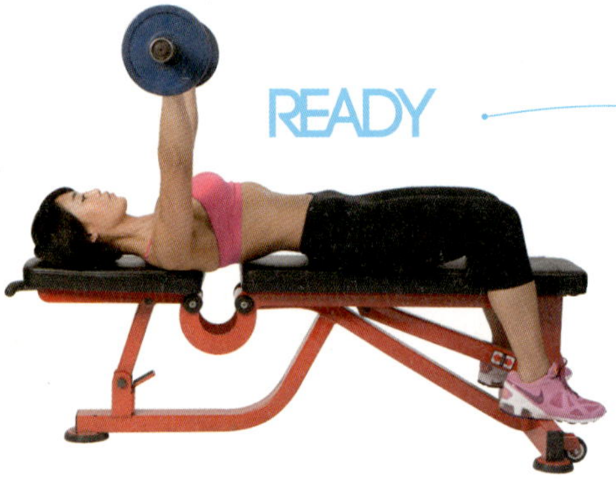

Tip 허리가 과도하게 꺾이지 않게 한다.

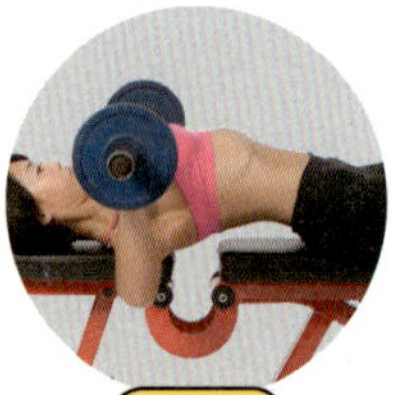

BAD

1

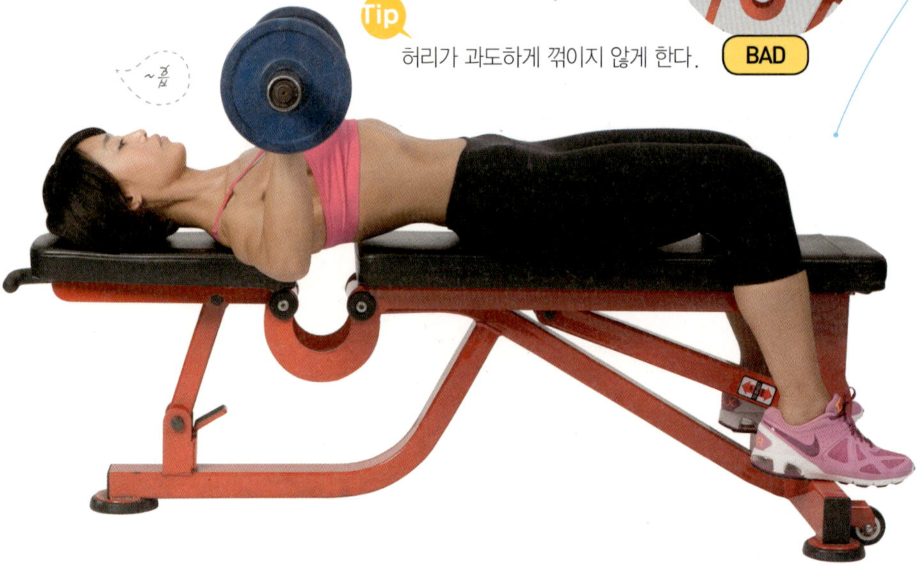

READY 어깨를 축으로 팔을 뻗어 바벨을 잡는다.

1 (들숨) 팔꿈치가 옆으로 원을 그리면서 가슴을 넓게 펴 주며 내린다.

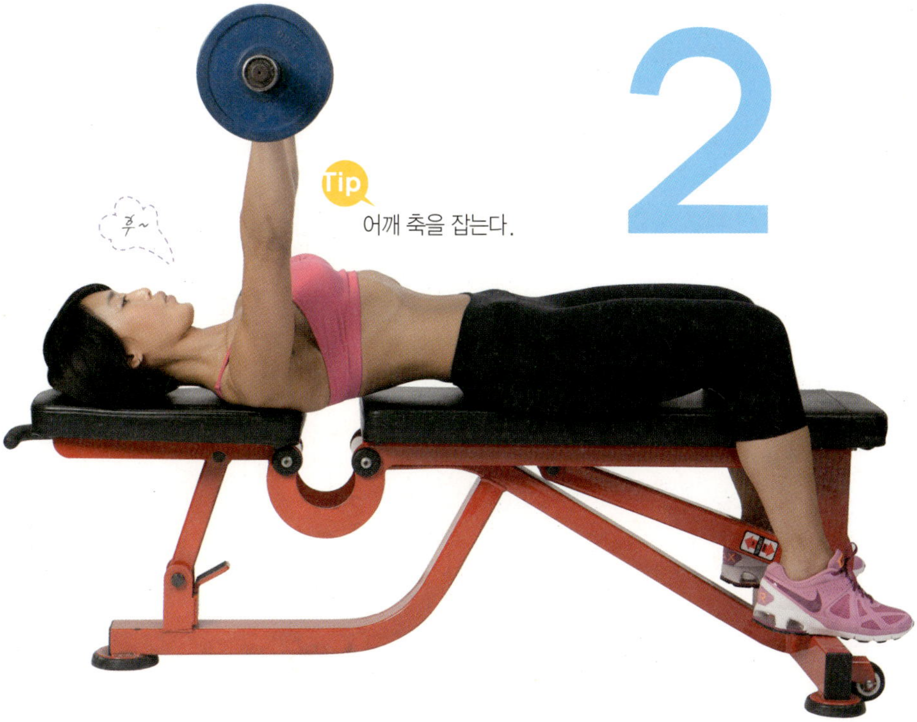

가슴 근육은 '밀다' (Push, press) 동작에서 많이 활용된다.

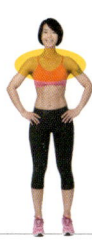

2

Tip 어깨 축을 잡는다.

푸~

2 (날숨) 윗등으로 벤치를 밀어주며 바벨을 밀어 올린다.

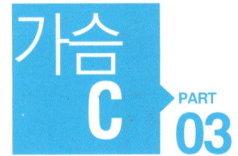

가슴 C PART 03 플라이(덤벨) Fly(Dumbbell)
날갯짓 하기

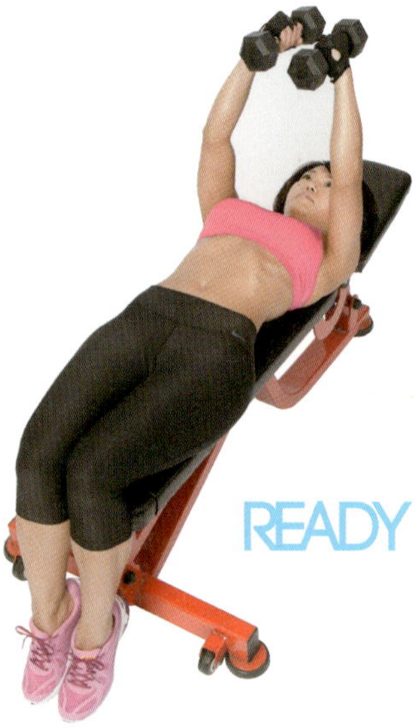

GOOD   BAD

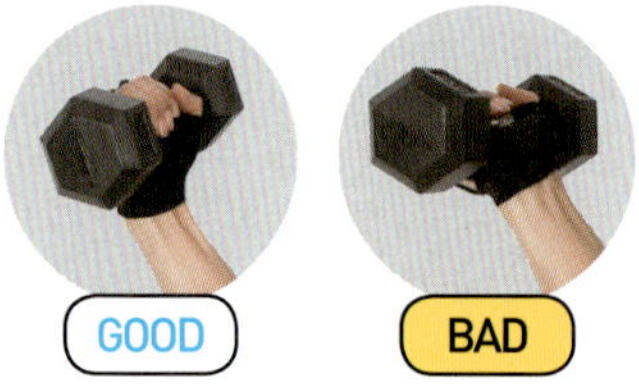

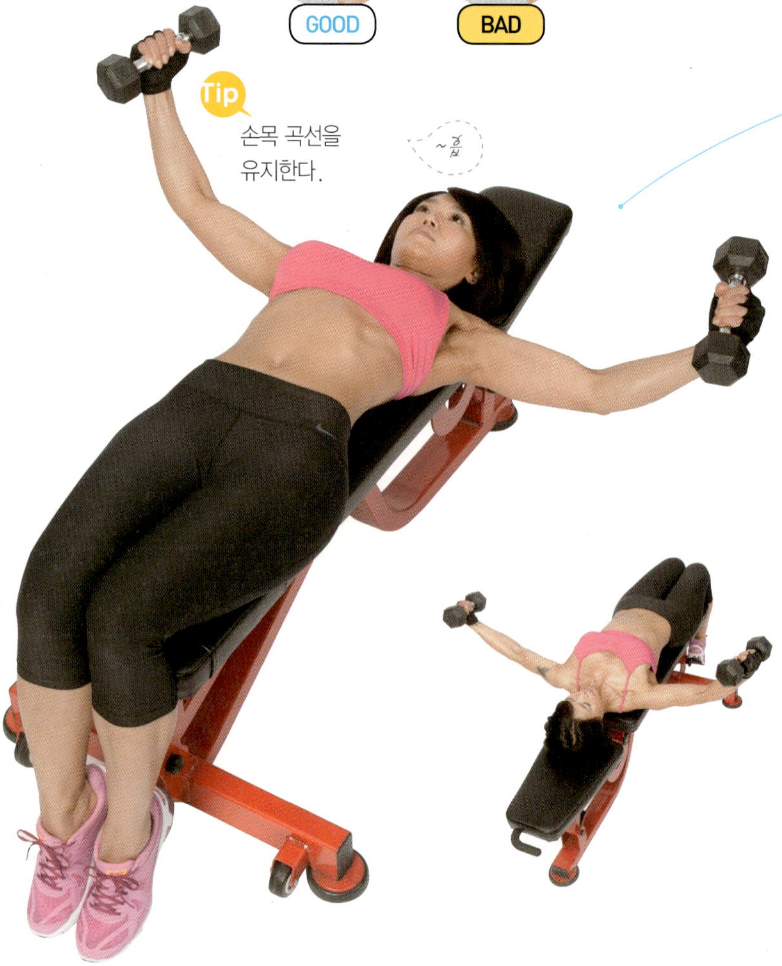

Tip 손목 곡선을 유지한다.

~꾹

READY

1

READY 어깨를 축으로 팔꿈치, 손목을 살짝 구부려 팔의 곡선을 만든다.

1 (들숨) 어깨를 축으로 팔 전체가 바닥을 밀듯이 천천히 가슴을 열어 벌린다.

푸쉬 업과 프레스는 부피를 늘리기 용이한 동작으로 중량에 욕심을 낼 수 있다.
하지만 플라이는 섬세한 근육결 & 분리를 위한 동작으로 안정적 가동 범위에
욕심 내는 것이 현명하다.

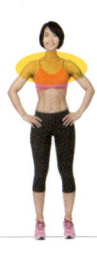

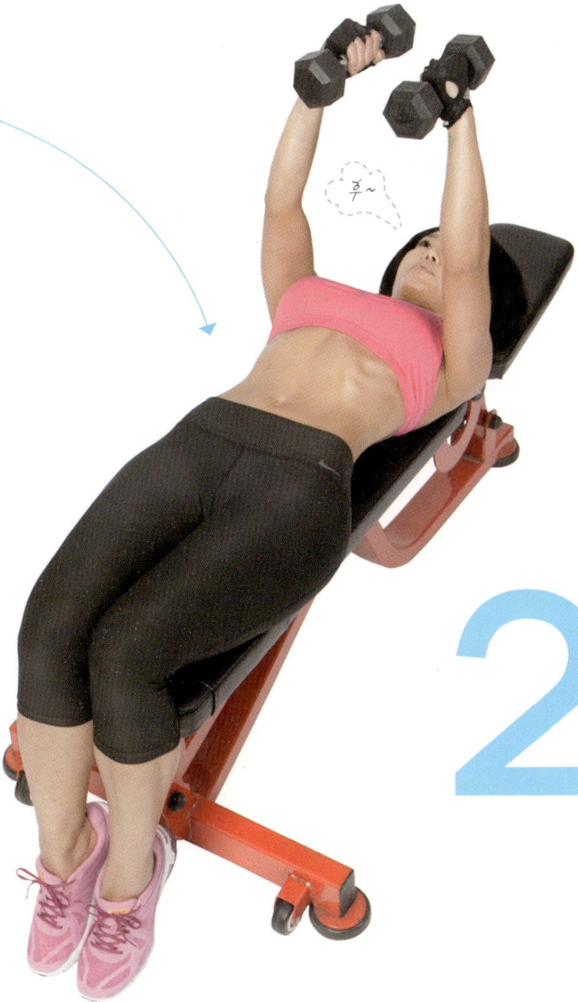

2

2 (날숨) 큰 원을 그려 덤벨이 서로 부딪치지 않게 모아준다.

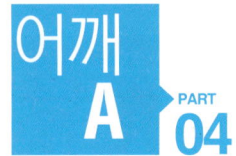

솔더 프레스(바벨) Shoulder press(Barbell)

어깨 A PART 04 밀기

Tip 승모근이 위로 과도하게 딸려가지 않게 한다.

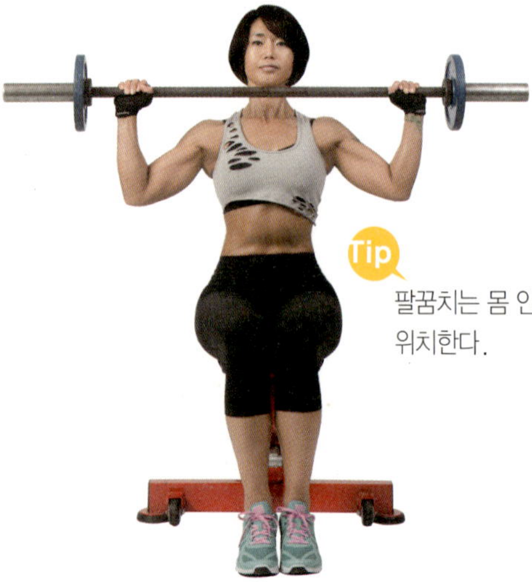

READY

Tip 팔꿈치는 몸 안쪽에 위치한다.

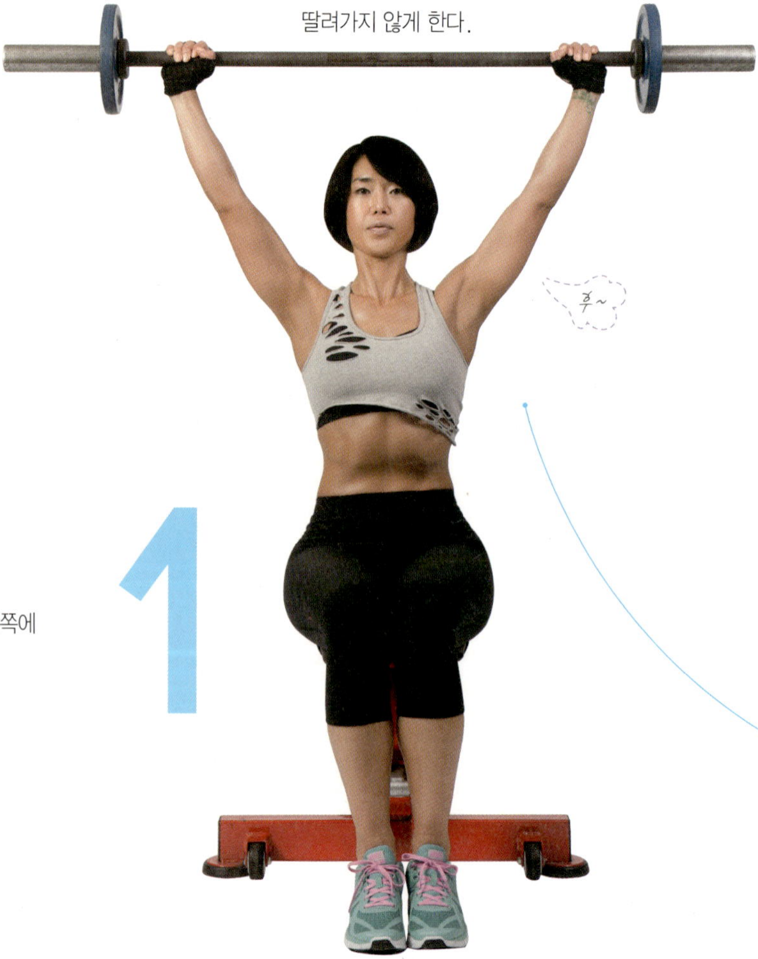

1

READY 복부를 긴장하여 팔꿈치 위치와 넓이를 확인하여 안정적인 자세를 만든다.

1 (날숨) 가슴을 펴고 바벨을 위로 밀어 올린다.

어깨 전체(전면, 측면, 후면)의 볼륨을 만들어 주는 기본 운동으로,
쇄골 쪽 근육을 자극하여 멋진 가슴라인의 형성을 돕는다.

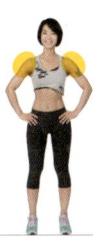

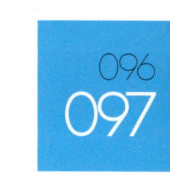

2

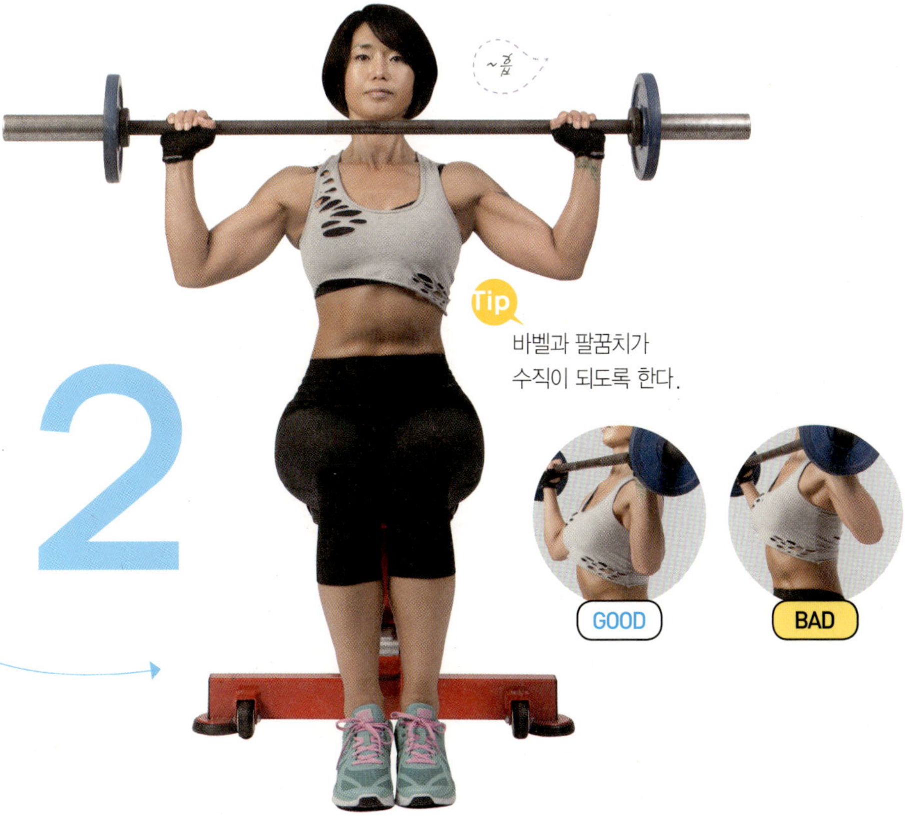

~흡

Tip
바벨과 팔꿈치가
수직이 되도록 한다.

GOOD   BAD

2 (들숨) 쇄골이 ㅡ(일자)가 되도록 어깨를 넓게 펴 주며 바벨을 턱 선까지 내린다.

step1 **step2** step3 step4

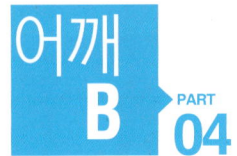

레이즈 Side raise
들어 올리기

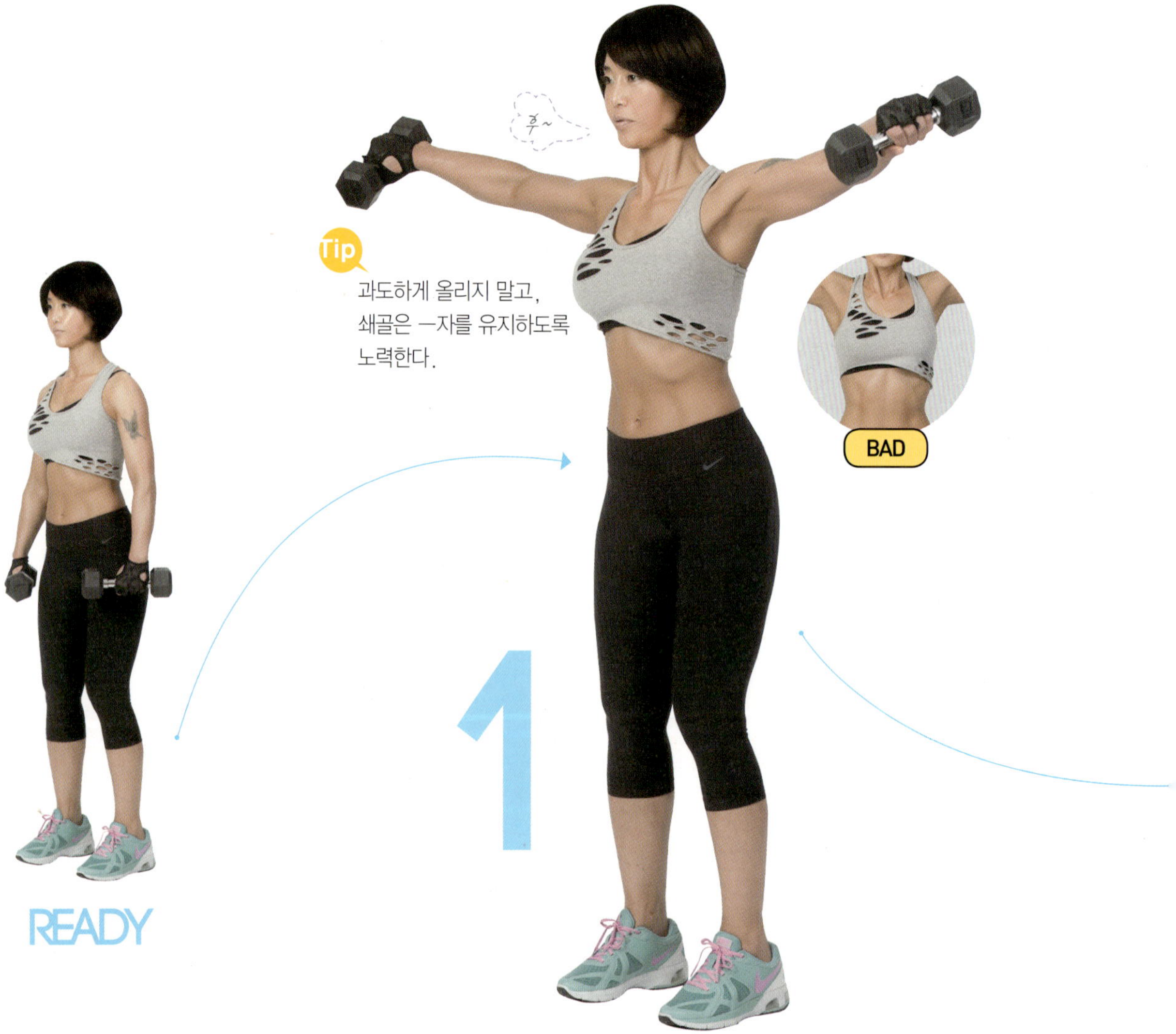

Tip
과도하게 올리지 말고,
쇄골은 ㅡ자를 유지하도록
노력한다.

BAD

1

READY

READY 팔꿈치와 손목을 살짝 구부려
팔의 곡선을 만든다.

1 (날숨) 팔꿈치와 새끼 손가락이 45도 위를 보도록 하고
어깨 선상까지 올린다.

근의 분리와 선명도를 목적으로 활용되므로 중량 욕심은 어리석은 짓이다.
자신의 근육 형태를 고려하여 전면, 측면, 후면을 각각 분리하여 공략 할 수 있다.

098
099

2

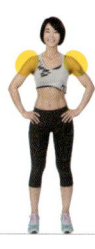

2 (들숨) 가슴을 펴고 허벅지 닿기 직전까지 내린다.

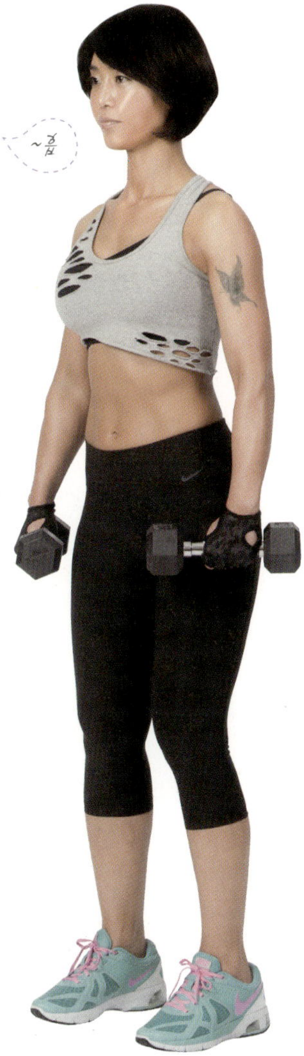

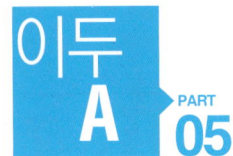

암 컬(바벨) Arm curl(Barbell)

말아 접기

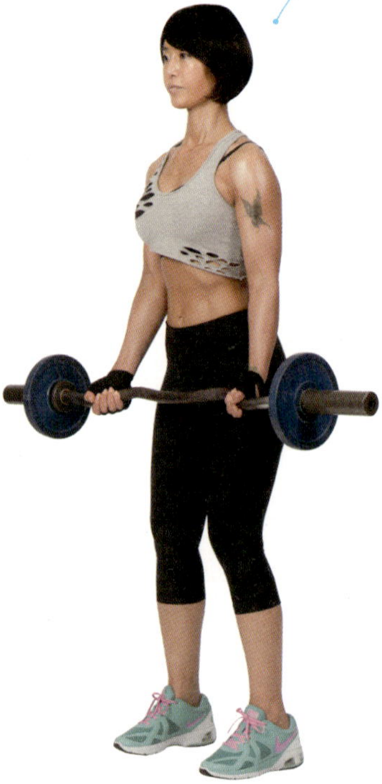

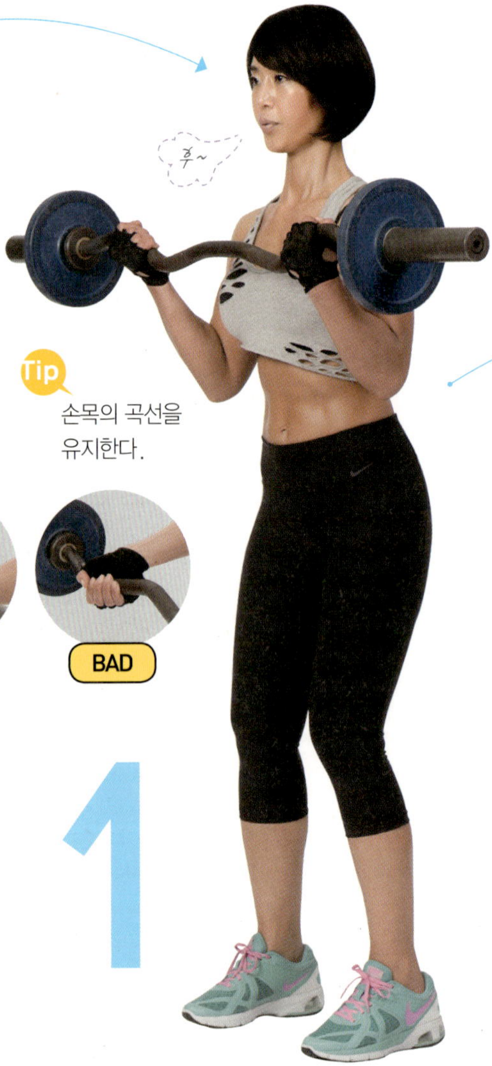

Tip

손목의 곡선을
유지한다.

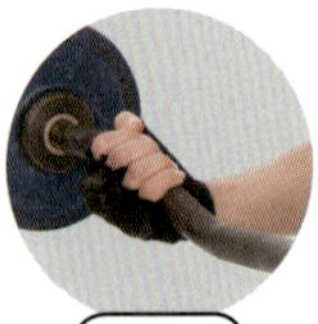

GOOD   BAD

1

READY

READY 팔꿈치와 손목을 살짝 구부려
팔의 곡선을 만들어 준다.

1 (날숨) 팔꿈치를 축으로하여 앞으로 원을 그리며 말아 올린다.

기본적으로 많이 활용되는 운동이며, 몸의 흔들림과 팔꿈치 축을 잡고 실시한다면 성공적이라고 볼 수 있다.

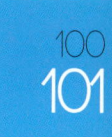

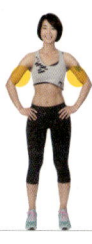

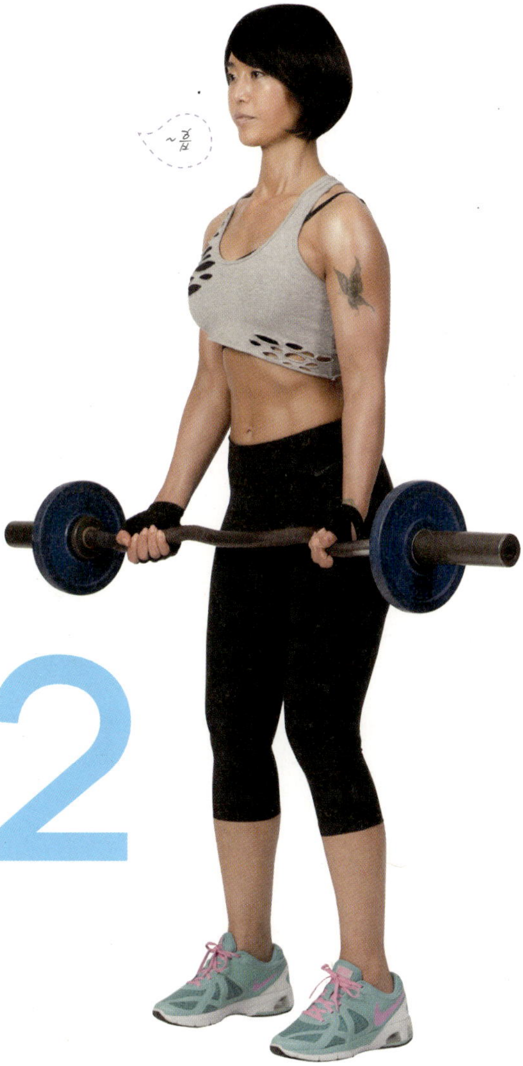

2

2 (들숨) 가슴을 펴고 팔꿈치가 완전히 펴지기 직전까지 천천히 내린다.

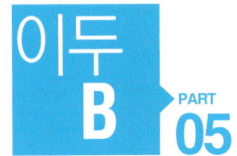

이두 **B** PART 05 컨센트레이션 컬 Concentration curl
집중 접기

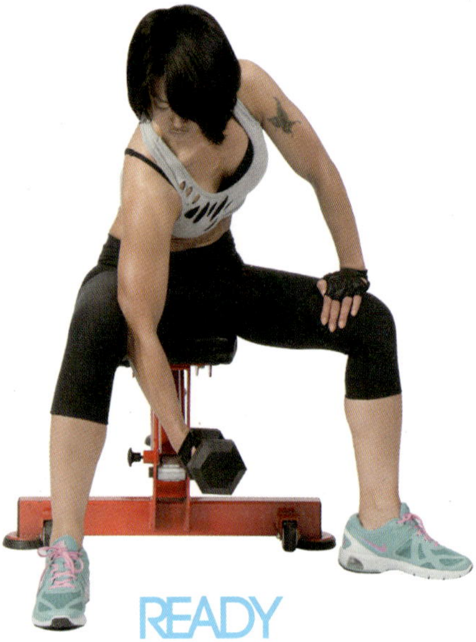

Tip
어깨는
고정한다.
후~

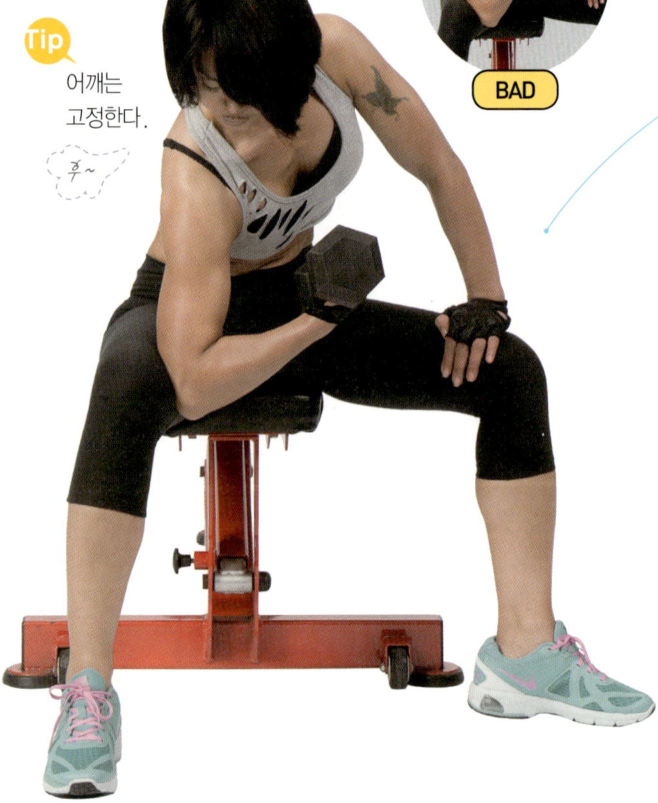

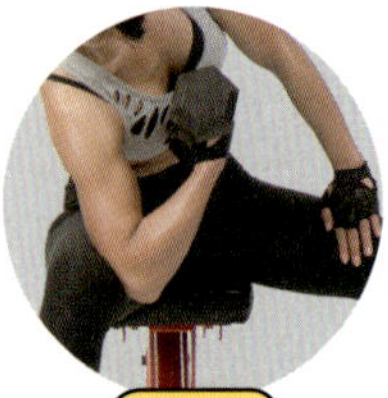

BAD

READY

1

READY 허벅지 안쪽에 팔을 지지한다.

1 (날숨) 팔꿈치를 축으로 말아 올려 접는다.

이두 중앙을 집중시켜 주어 위로 봉긋하게 솟아 오르게 만들어 준다.

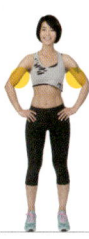

2

~흡

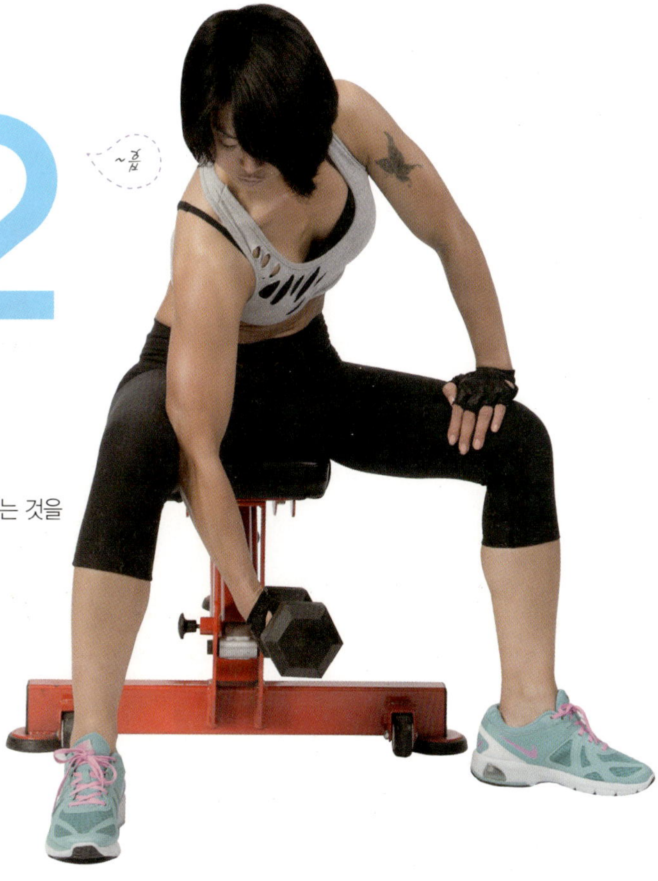

Tip
손목이 뒤로 꺾이는 것을
주의한다.

2 (들숨) 원을 그리듯 내린다.

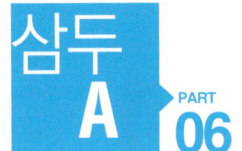

트라이셉스 익스텐션 Triceps extension(Lie down)

삼두 **A** PART **06** 늘려 뻗기

READY

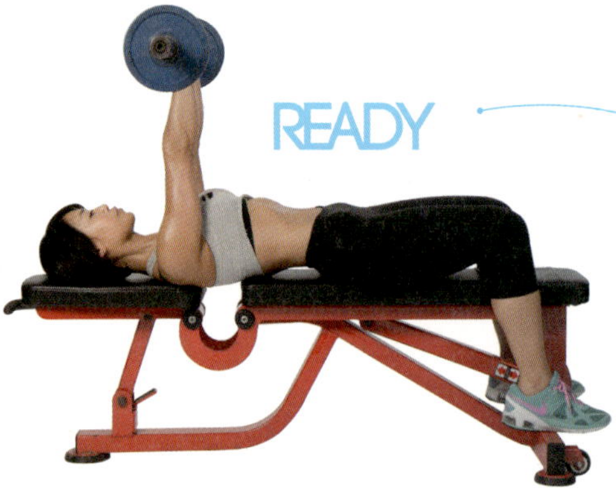

Tip
팔꿈치가 많이 벌어지지
않도록 한다.

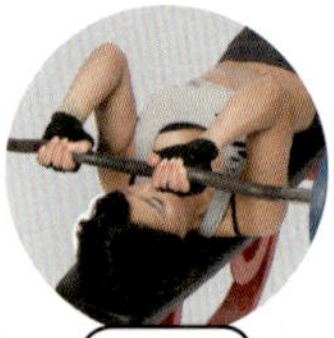

GOOD 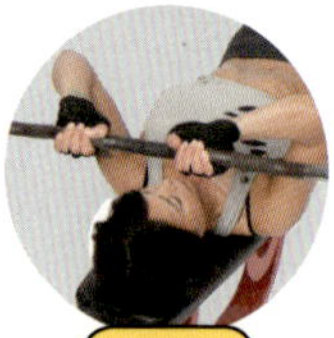   **BAD**

1

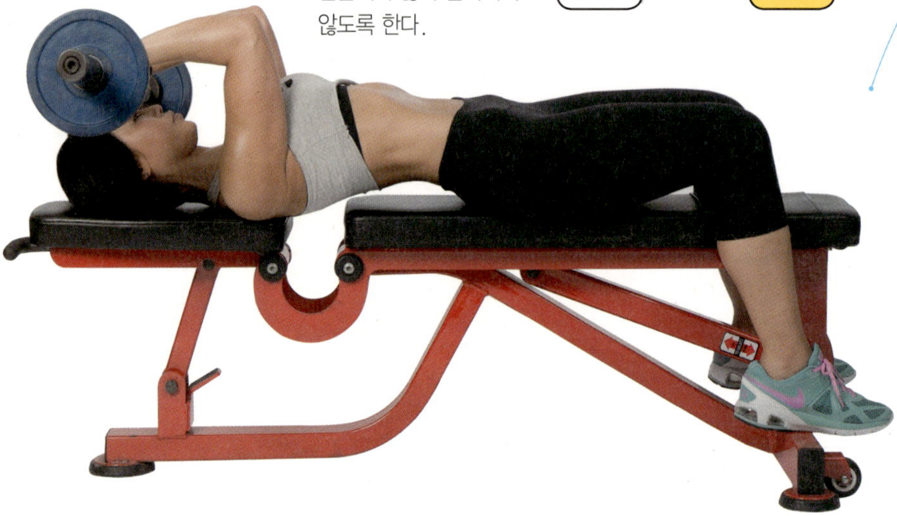

READY 바를 잡고 가슴 앞으로
팔을 뻗는다.

1 (들숨) 팔꿈치를 축으로 뒤로 원을 그리며 이마 쪽으로 천천히 내린다.

세 갈래로 갈라진 근육으로 되어 있어 삼두근이라고 한다.
사이즈를 키우기 위한 방법으로 많이 활용되며, 안정된 착지와 팔꿈치 위치를
정확히 잡고 실시 하는 것이 중요하다.

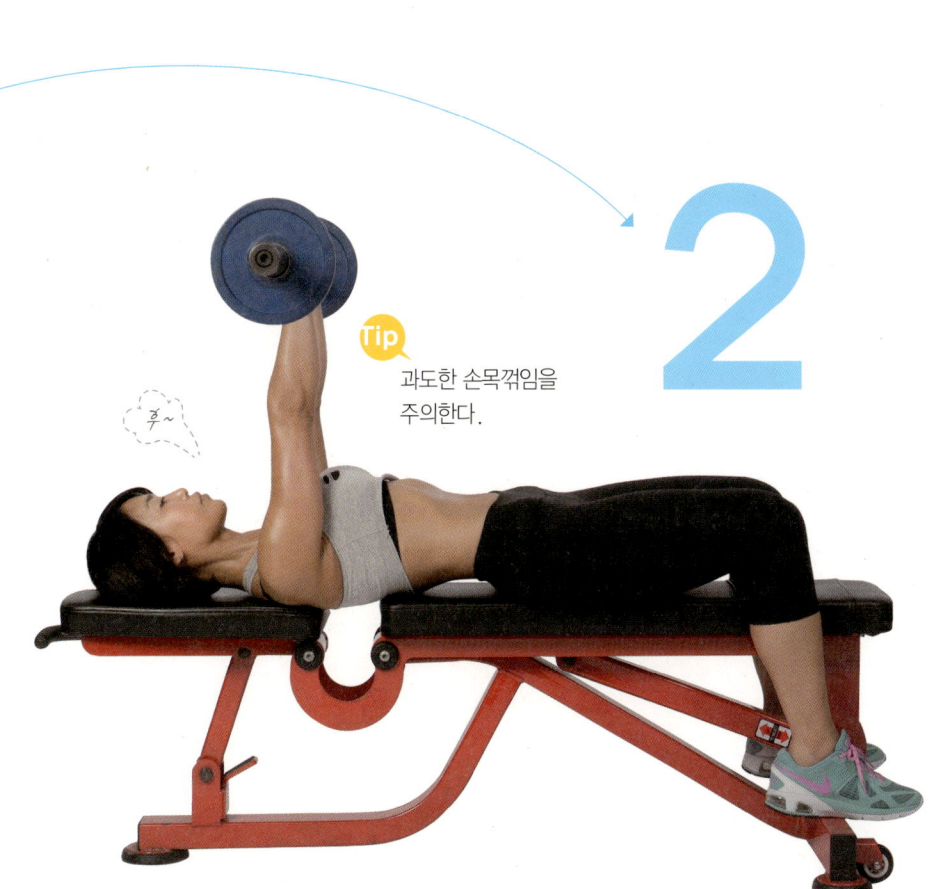

Tip
과도한 손목꺾임을
주의한다.

후~

2

2 (날숨) 바벨을 위로 밀어 팔을 늘려 뻗는다.

step1 **step2** step3 step4

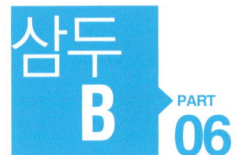

킥 백(덤벨) Kick back(Dumbbell)

삼두 B PART 06

뒤로 밀어 차기

READY

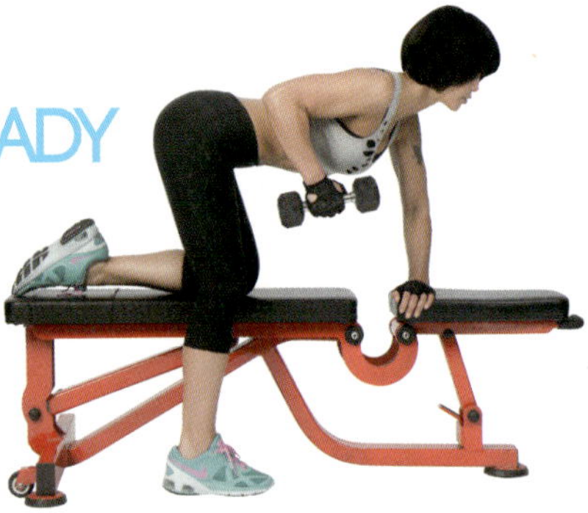

1

Tip
손목은 고정한다.

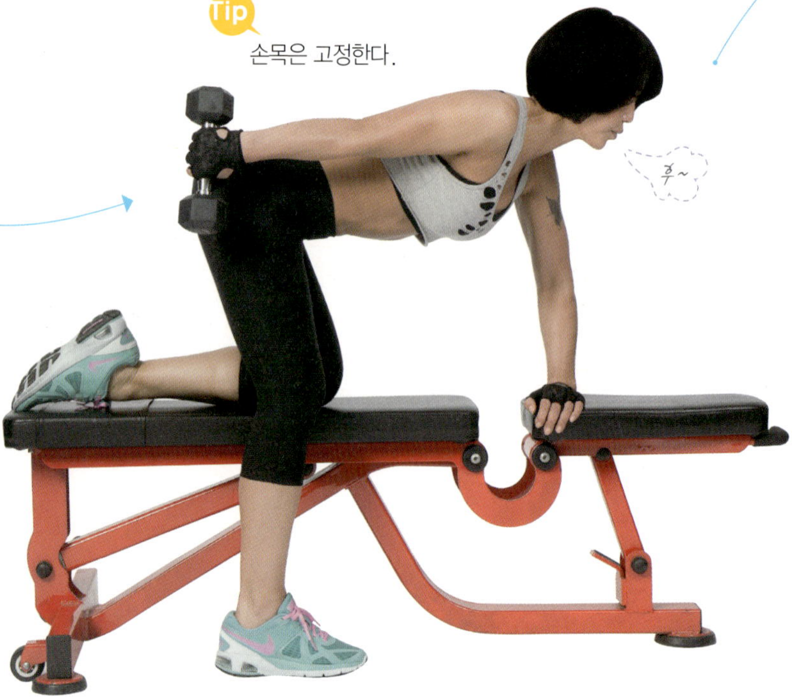

후~

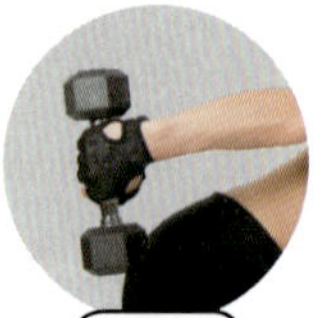

GOOD

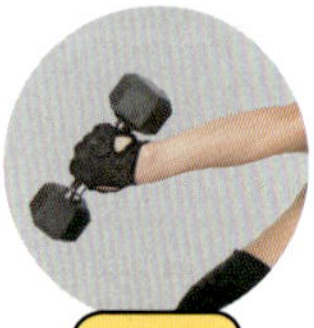

BAD

READY 한쪽 팔과 다리를 벤치에 지지하고
덤벨을 잡은 팔은 직각으로 접는다.

1 (날숨) 팔꿈치를 축으로 뒤로 원을 그리며 뻗어 준다.

근 사이즈는 바벨, 분리는 덤벨을 이용하는 것이 많다.
운동 목적에 맞는 방법과 도구를 선택하는 것이 현명하다.

2

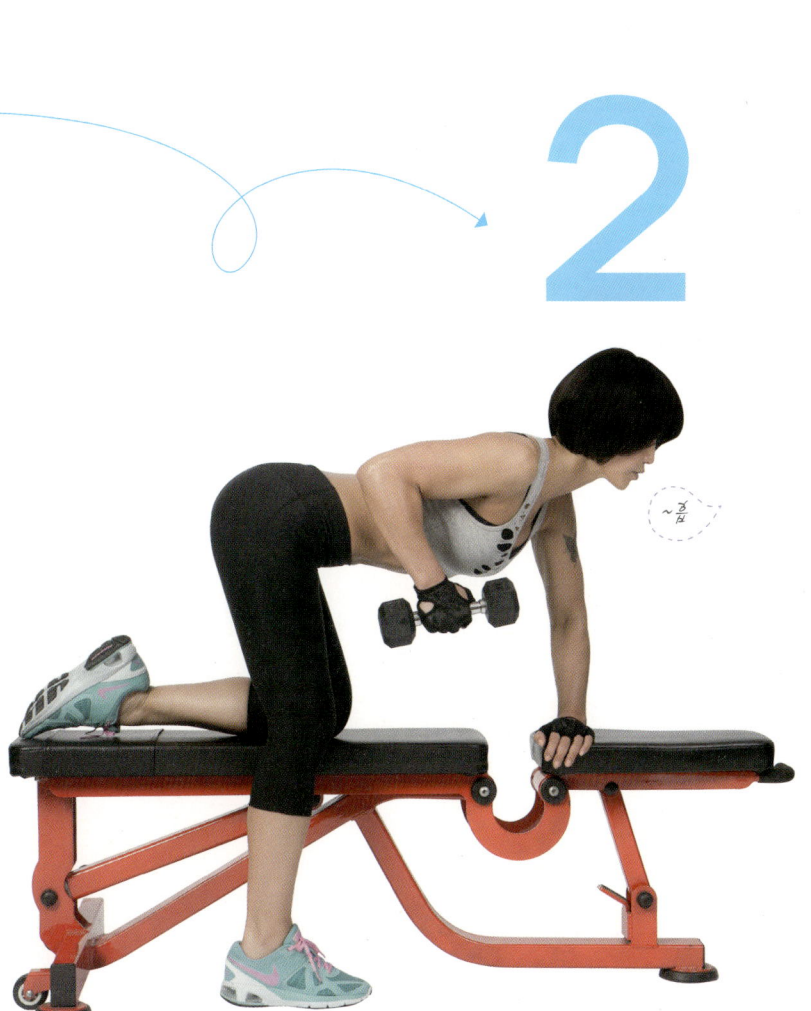

2 (들숨) 앞으로 원을 그리며 덤벨을 당겨 접는다.

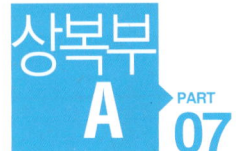

싯-업 Sit-up

상복부 A PART 07

윗몸 일으키기

READY

Tip
허리를 펴지 않는다. **BAD**

1

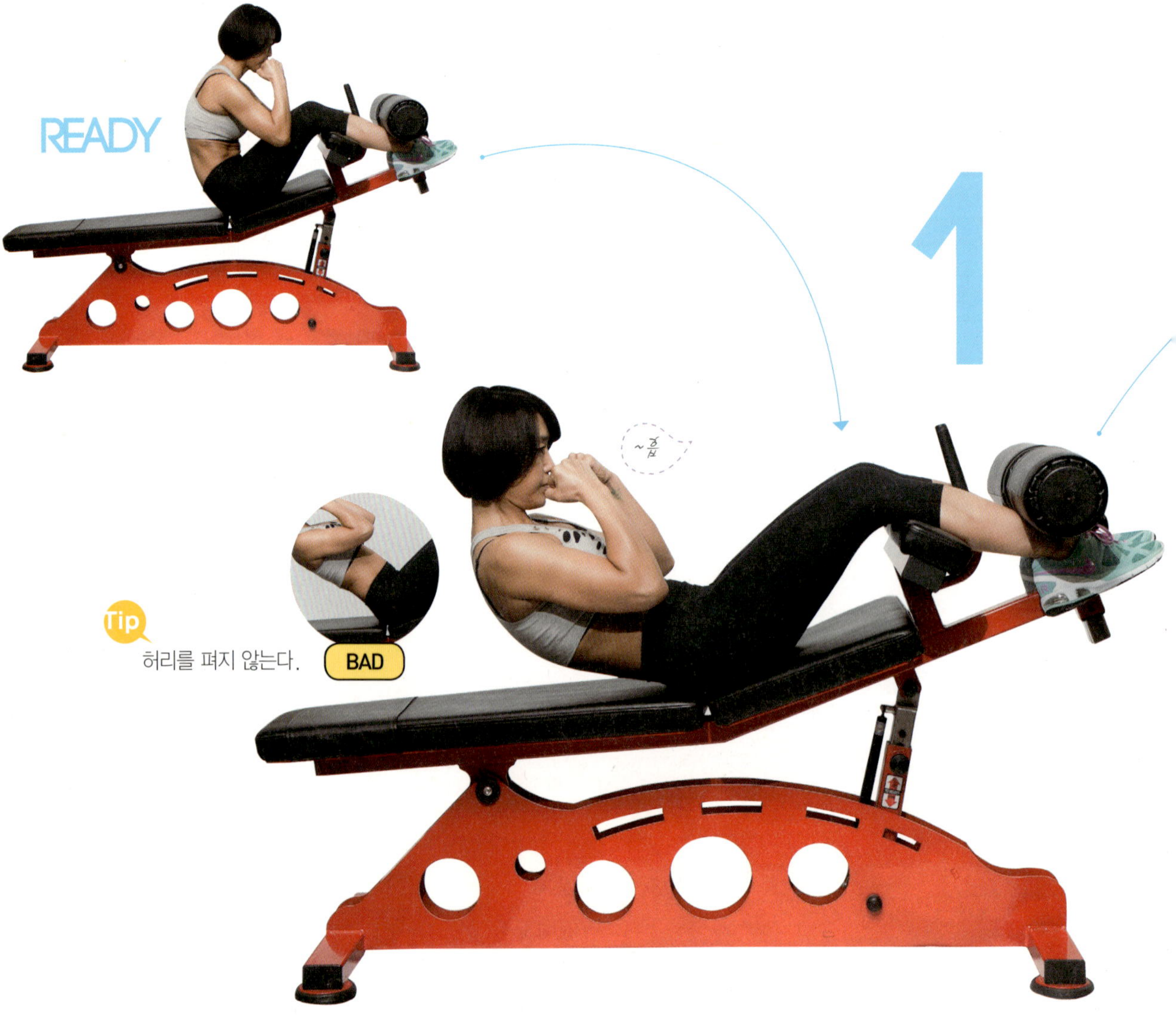

READY 무릎을 접어 지지대에 다리를 고정한다.

1 (들숨) 둥근 바퀴 면이 닿듯 몸을 말아 내린다.

허리 사용을 자제해야 복부의 최대 운동량을 이끌어낼 수 있다.
복부의 군살 제거는, 운동 후 실생활의 올바른 자세 확립으로 이어져야만 가능하다.

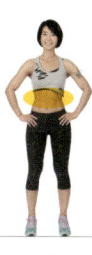

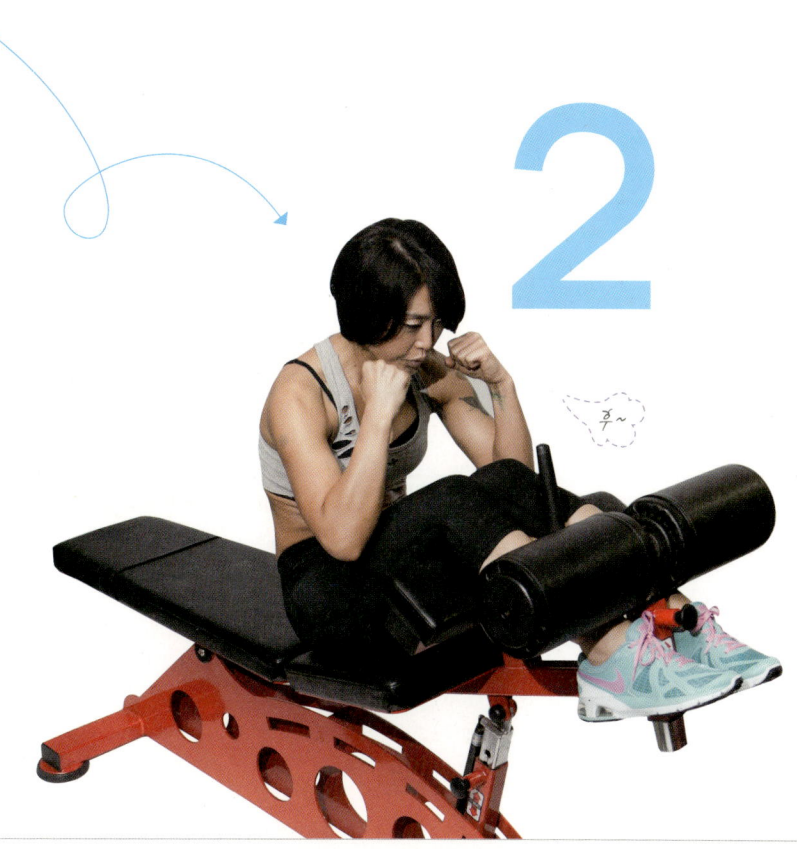

2 (날숨) 새우 등처럼 말아 올린다.

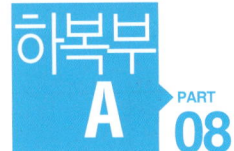

레그 레이즈 Leg raise

하복부 **A** PART **08**

다리 올리기

READY

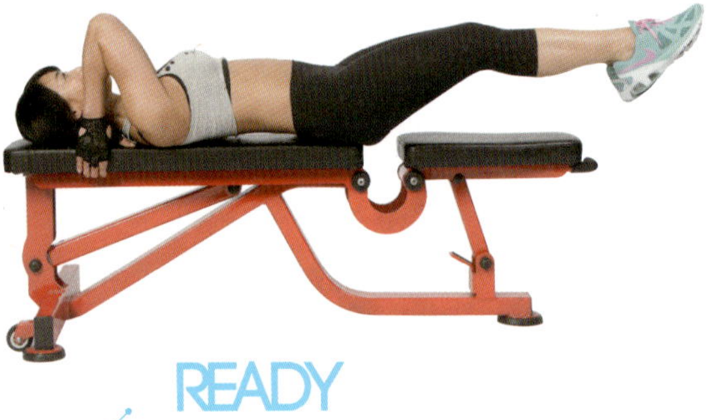

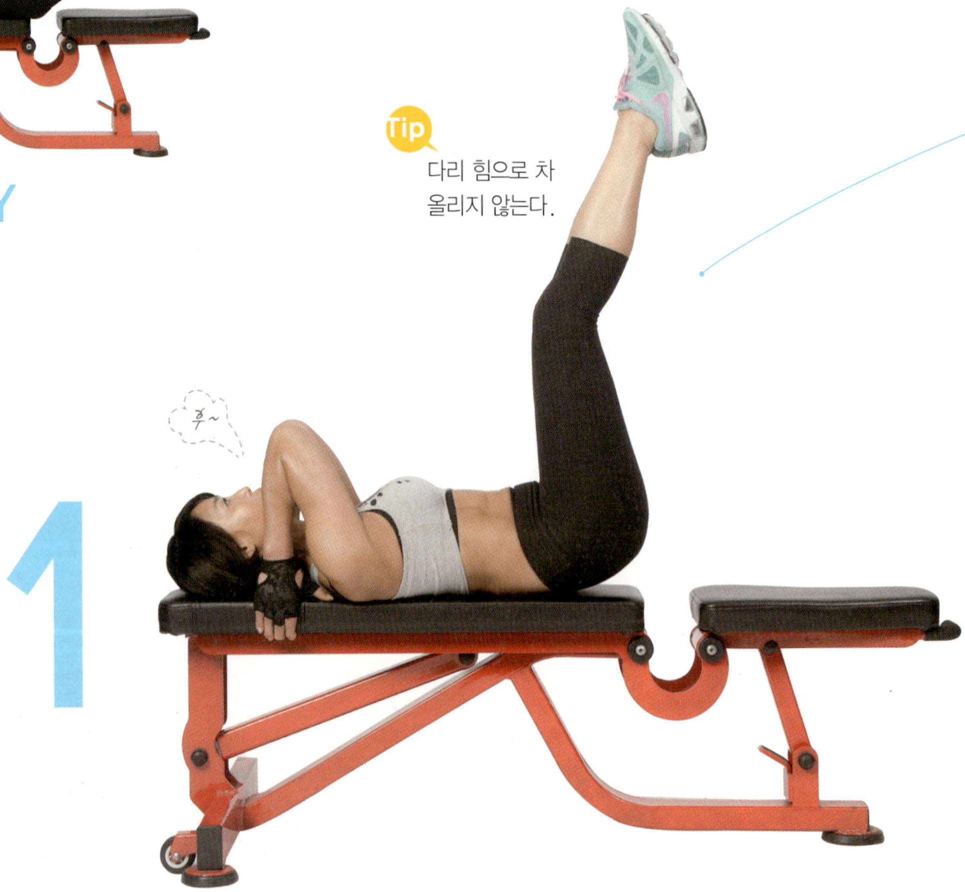

Tip
다리 힘으로 차
올리지 않는다.

후~

1

READY 벤치를 잡고 양다리를 붙이고,
무릎은 살짝 구부린다.

1 (날숨) 허리로 벤치를 밀어 엉덩이를 말아 올리며 다리를 당긴다.

하복부 운동으로 복부에 세로 줄을 만들기에 용이한 운동 방법이기도 하다.

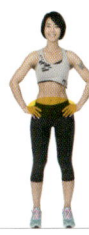

2

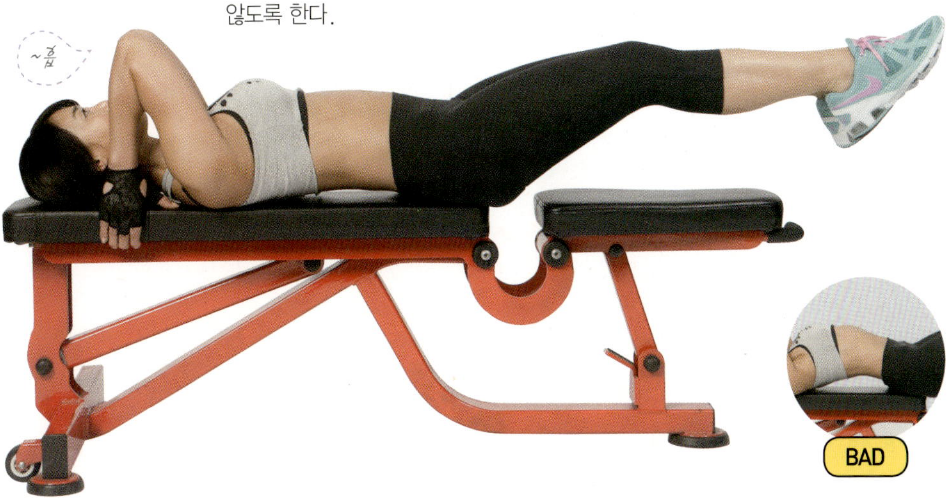

Tip
과도하게 허리가 꺾이지
않도록 한다.

BAD

2 (들숨) 엉덩이를 둥글게 말아 내리며 다리를 천천히 내린다.

척추기립근 A

PART 09

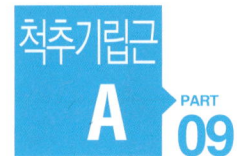

백 익스텐션 Back extension

뒤 늘려 뻗기

READY

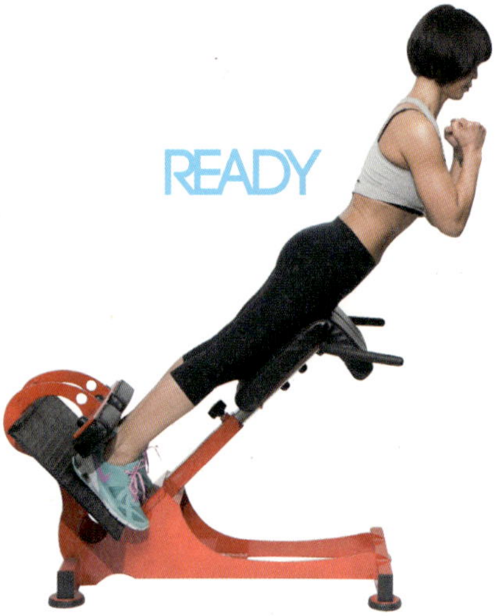

1

Tip 허리가 굽지 않도록 한다.

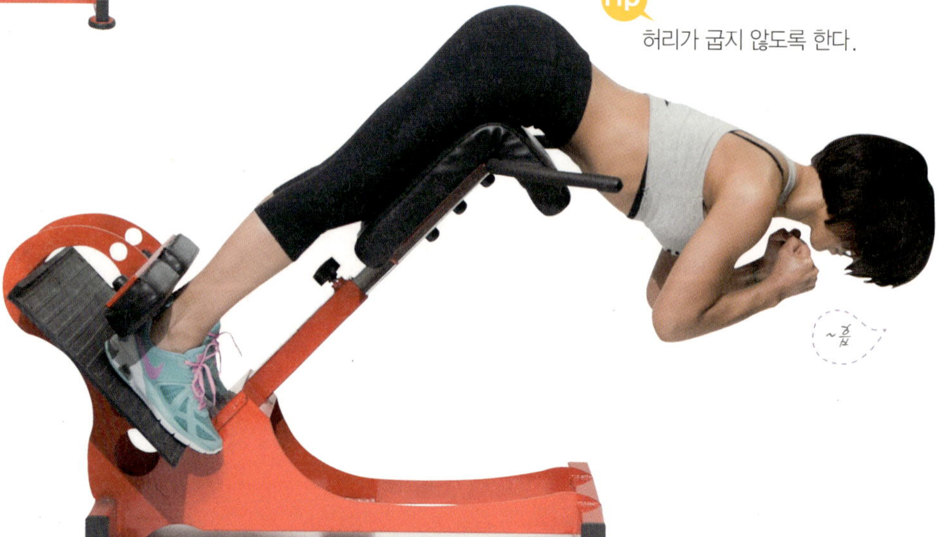

READY 발과 허벅지를 지지하고 엎드려 몸을 곧게 펴고 시선은 45도 아래를 본다.

1 (들숨) 엉덩이 관절을 축으로 정수리 끝이 원을 그리듯 앞으로 내린다.

척추 기립근은 몸을 가지런하게 기립하고 있을 때 가장 멋있게 뻗어 나간다.

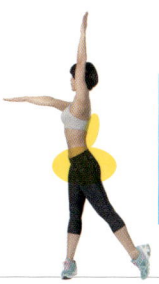

2

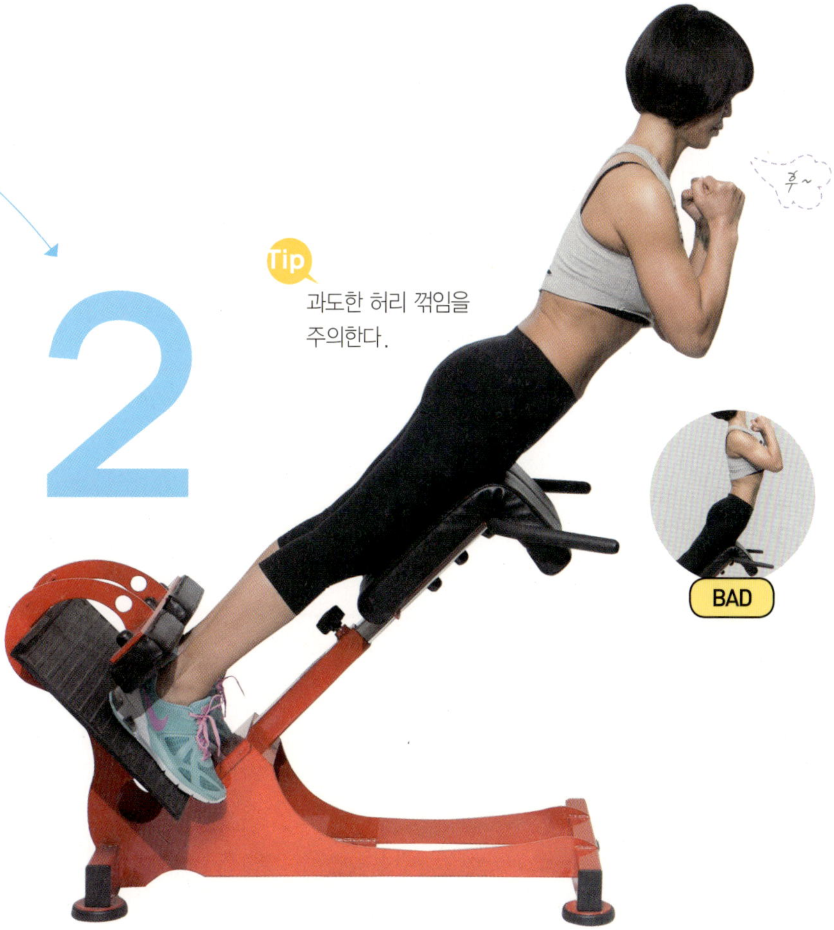

Tip
과도한 허리 꺾임을
주의한다.

후~

BAD

2 (날숨) 정수리를 당기듯 엉덩이 관절을 펴 올린다.

STEP 03

핏 바디

자신이 원하는 부위를 파악하여 균형적인 핏 형성 단계

7요소 - 7부위 프로그램

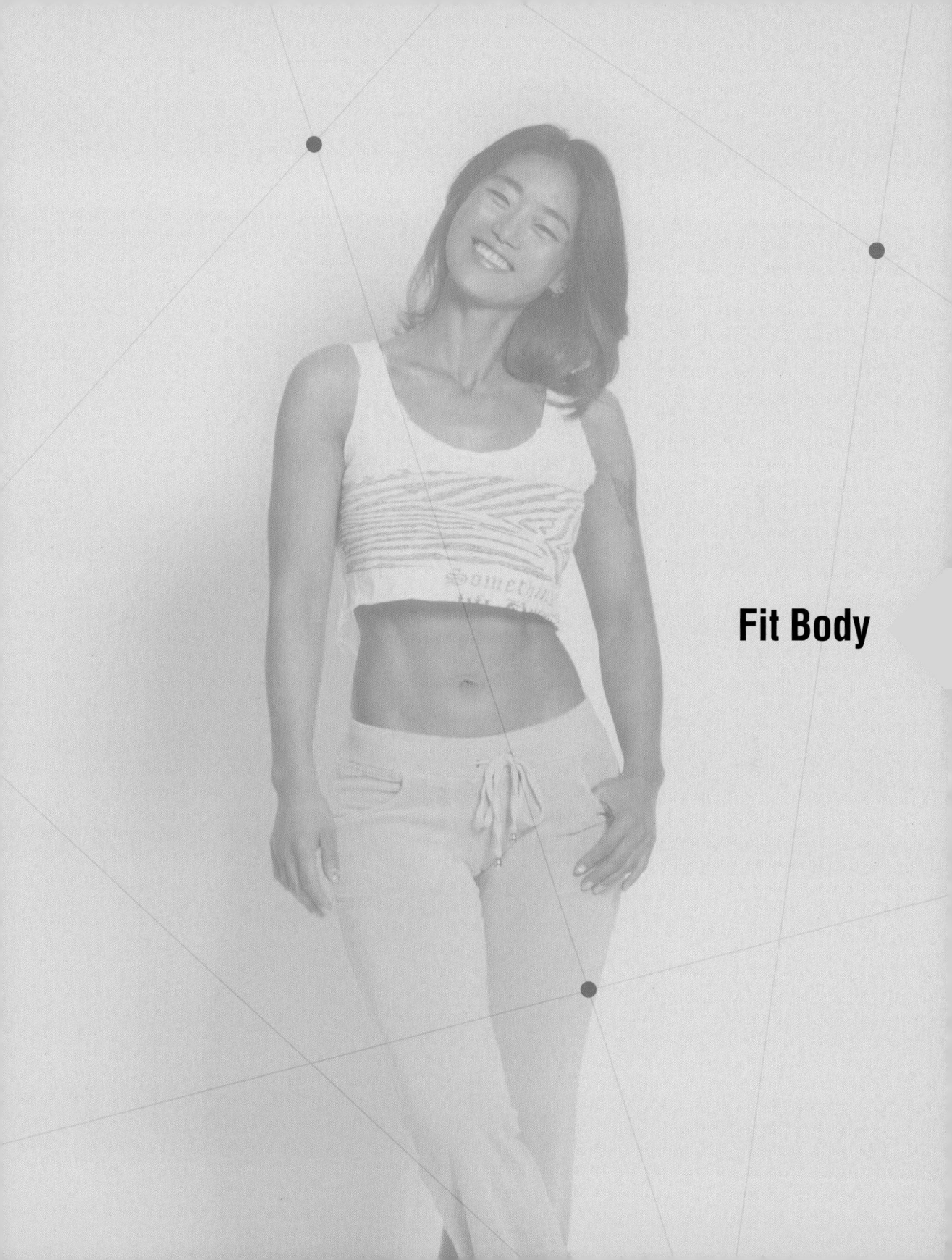

Fit Body

조화로운 몸
만들기

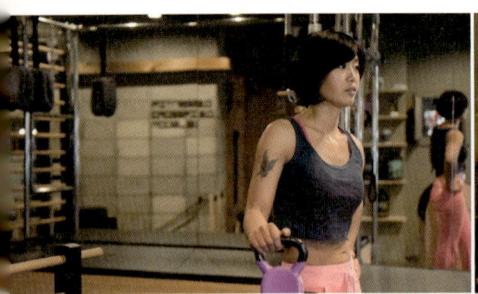 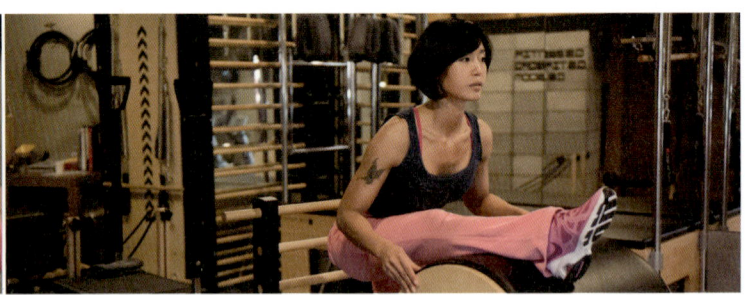

몸에 관심있는 사람들의 숙원사업인 복근!

王자가 보인다는 것은 그만큼의 운동과 식이 요법 병행으로 가능하기 때문에 건강의 대명사로 읽혀진다.

또한, 여자나 남자나 '섹시하다'라고 느낄 수 있는 대표적 방법 중 하나가 되었다.

많은 연예인들도 복근을 앞세운 몸매과시를 한다.

그래서 복근에 대한 굳건한 믿음 속에 '복근만 있으면! 복근이 있는데!'로 함축 된 맹목적 신봉이 생겨난다.

자신의 신체 특성을 고려하여
볼륨과 핏의 조화로 아름다운 몸 만들기

그들은 이러한 믿음 속에서 스스로 '건강하고 섹시하다'라고 생각한다.
웨이트 트레이닝 인구가 지금처럼 많지 않고 여성은 더더욱 하지 않던 시절,
여성 보디빌딩 대회 또한 그러한 믿음이 있었다.
王자가 있으면 무대에서 돋보일 수 있었고 좋은 점수와 연결될 수도 있는 길이기 때문이었다.
"여자는 복근만 확실하면 돼!"
복근을 원한 담당 트레이너의 주문은 계속되었고 王자는 점점 두꺼워지고 선명해졌다.

하지만, 큰 王자로 인해 두터워진 허리는
내가 원하던 몸이 아니었다.

근육을 만들거나, 살만 빠진다고 원하는 몸이 되는 것은 아니다.
좀 더 현명한 관찰로 부위에 맞는 방법을 찾아 몸을 만들어야 한다.

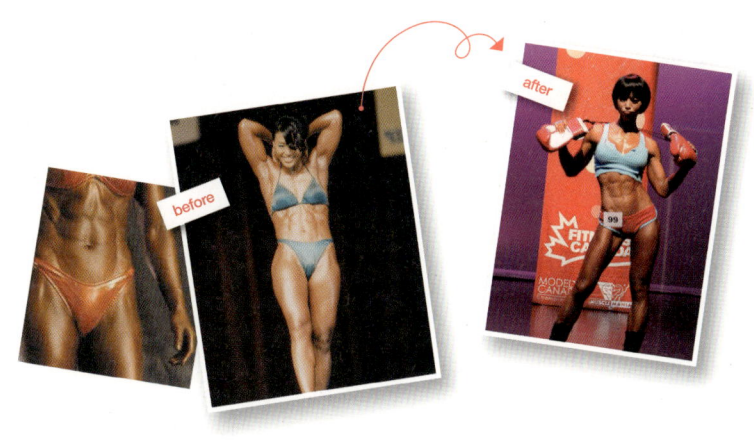

핏요소

FIT
PROGRAM
SEVEN

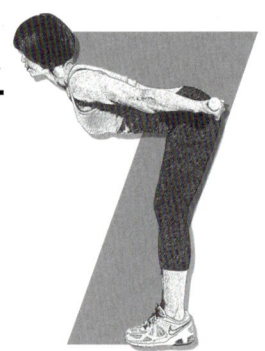

1 one
오래
달리기

러닝머신을 달리듯, 한 부위를 웨이트(중량)운동으로 오래 달려 부위별 핏을 형성한다.

2 two
늘려
사용하기

짧으면 같은 둘레를 가져도 두꺼워 보이기 마련이다. 길게 근육을 사용하는 것이 핏의 기본이다.

3 three
동작
배열하기

몇 가지 동작을 다양하게 배열하여 실시하면 근육이 새로운 자극을 받아 운동효과를 높일 수 있다.

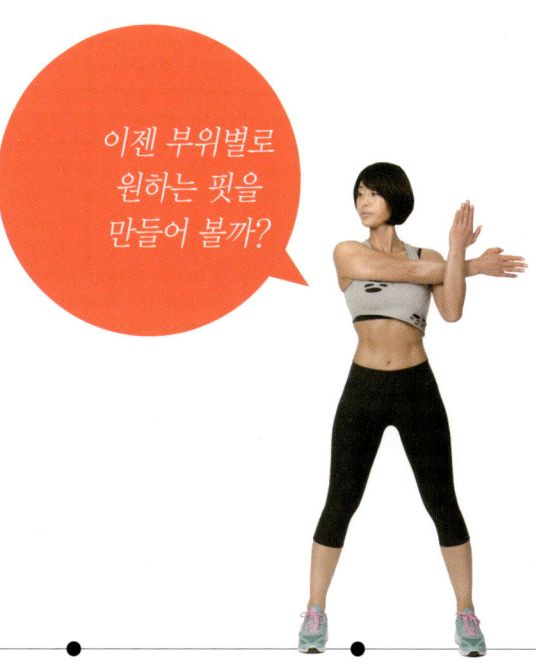

이젠 부위별로
원하는 핏을
만들어 볼까?

4 four
입체적
형성하기

평면적 얼굴은 커 보이지
만 입체적 얼굴은 작아
보인다.
몸도 다양한 각도로 운동
하여 입체적 핏 바디를
만든다.

5 five
큰 근육
먼저 하기

작은 근육은 쉽게 지치기
때문에 큰 근육 운동을 먼
저 하는 것이 용이하다.

6 six
완전한
수축하기

엉덩이와 허벅기가 분리
되면 다리가 더 길고 핏
해 보인다.
정확한 수축으로 근육을
분리시켜 부위별 섹션을
나눈다.

7 seven
속도
조절하기

느리고 빠르게 속도의 변
화를 주어 근을 지루하지
않게 활동하게 만든다.
심심하지 않아 즐거운 운
동이 될 것이다.

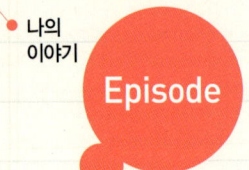
나비야~ 나비야~
이리 날아 오너라~

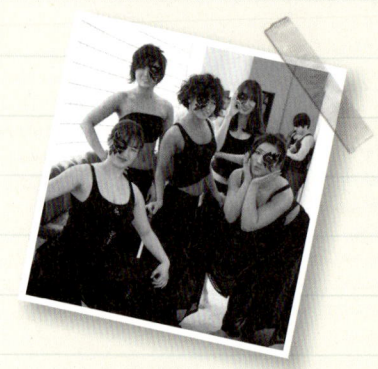

2006년부터 SBS 김승현·정은아의 좋은 아침 〈초고도 비만 탈출〉을 1년 이상 진행하며 일이 술술 풀려가고 있는 듯 했다.
많은 사람들이 알아보고 분야의 지인들도 스타로 자리 잡기 좋은 기회라고 했다. 하지만 방송에 집중 되어 있는 살빼기 프로그램은 스타가 아닌 지도자가 꿈인 나에게 많은 생각을 하게 했다.

한마디로 '맞지 않는 옷을 입은 느낌'이었다.

방송 이후 수많은 권유를 뒤로 하고 조용히 휴식을 가졌다.
그렇게 '스타가 아닌 지도자로서 주변 사람에게 건강하고 아름다운 삶을 줄 수 있는 일이 무엇일까?' 하는 생각으로 생겨난 것이 '나비야 나비야에서 시작된 애벌레 모임,
지금의 '페인티드 레이디(Painted Lady)'이다.
'Painted Lady'는 작은 멋쟁이 나비란 뜻으로 나비 종의 하나이다.

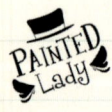

그리고 지금은 나의 절친이 된 팬들의 운동 동호회 이름이기도 하다.
모든 일을 접고 시작한 나의 첫 날갯짓은 애벌레 하나하나의 만남부터 시작됐다.

'페인티드 레이디'는 조건없이 운동을 가르치고 또 그들이 다른 사람들에게 조건없이 받은 사랑을 나누는 것이 목적이었으므로 멤버를 구성하는 일에 신중했다.
"돈은 한 푼도 받지 않겠다.
하지만 나의 삶을 주기에 적당히 욕심만 채울 거라면 가라."

1차 서류, 2차 면접........
마지막 관문은 소통을 위해 가끔 만나는 3개월 동안의 긴 면접으로 이루어졌다.
나의 까탈스러운 성격을 이해하고 함께 할 수 있는, 전문 선수 지망이 아닌 일반인들로만 구성된
세 명만이 남았다. 1년 동안 애벌레 트레이닝을 진행하면서 성심으로 그들과 함께 했다.
'리듬과 호흡이 중요하다.'
'중량이 가볍다한들, 정확한 자세로 자신의 몸을 유리처럼 다루지 않으면 안돼!'

나에게 운동은 '삶'이다. 그리고 그것을 함께하는 이들이 있어 행복할 수 있다.
1년이 가까워졌을 때 즈음, 머슬 마니아 피트니스 대회 무대 위에서 날갯짓하는 그들을 바라보며
아름다움의 가치와 또 다른 행복을 느꼈다.
그러나 대회 출전이 목적이 되면 황폐해지기 마련이다.
나의 목적은 대회를 성과를 내기위한 '목적'이 아닌, 운동을 더 즐겁게 할 수 있는 '목표'로 잡는 선
수들을 양성하는 것이다.

내 삶을 줄 테니 당신의 삶을 달라고 말한다. 긴 행복을 위하여. 그렇게 '페인티드 레이디'는 운동
으로 소통하며 삶을 이야기하는 장이 되었다.
그 후 IT 계열, 환경연구원, 과학교사, 국정원 비서 등 다양한 직업군과 연령대의 진정한 행복을
꿈꾸는 애벌레들이 '페인티드 레이디'란 이름으로 지금까지 함께 하고 있다.

모든 애벌레가 나비가 되지 않는다.
하지만,
자신의 몸에 귀를 기울이고, 몸을 사랑한다면
아름다운 날개를 달고 자신이 정말 행복할 수 있는 곳으로 날아갈 수
있다고 믿는다.

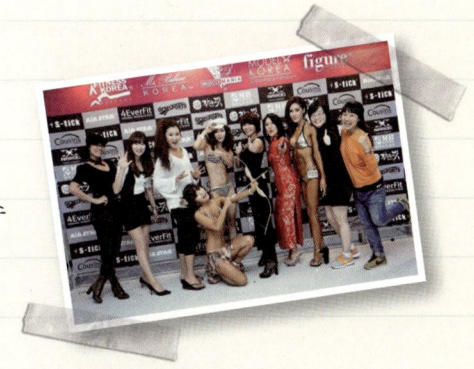

Q. 이제 선수도 아닌데 왜 그렇게 운동을 열심히 하세요?

늘 열심히 하려 합니다.

자신의 한계를 뛰어넘는 순간부터 운동이니까요.

Q. 아무리 열심히 해도 선생님처럼 될 순 없겠죠?

글쎄요... 20년 전,

저 역시 그 자리에 서 있었던 것만은 확실합니다.

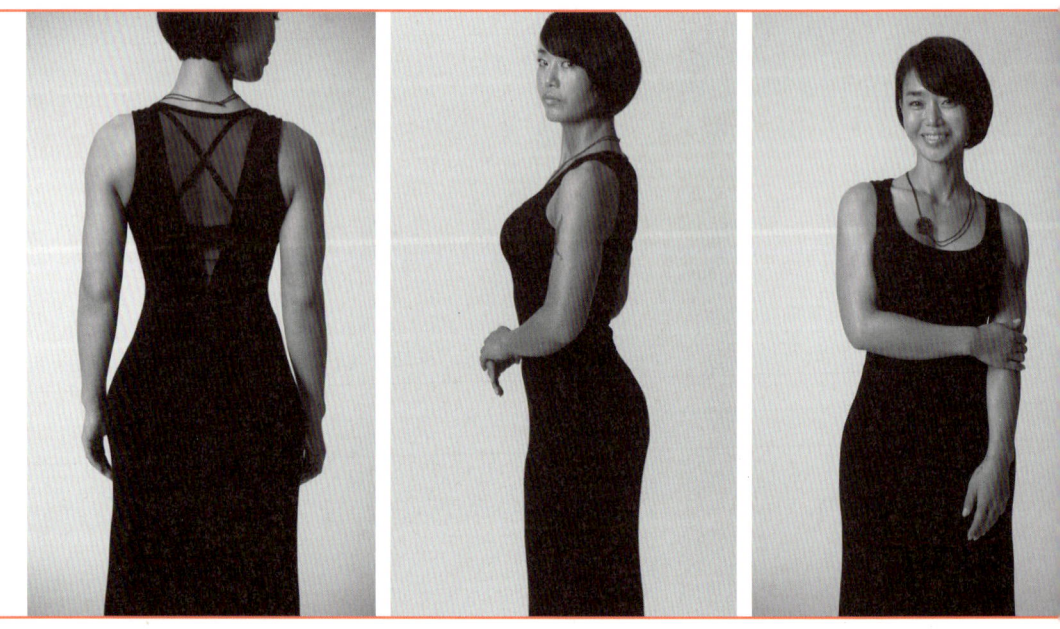

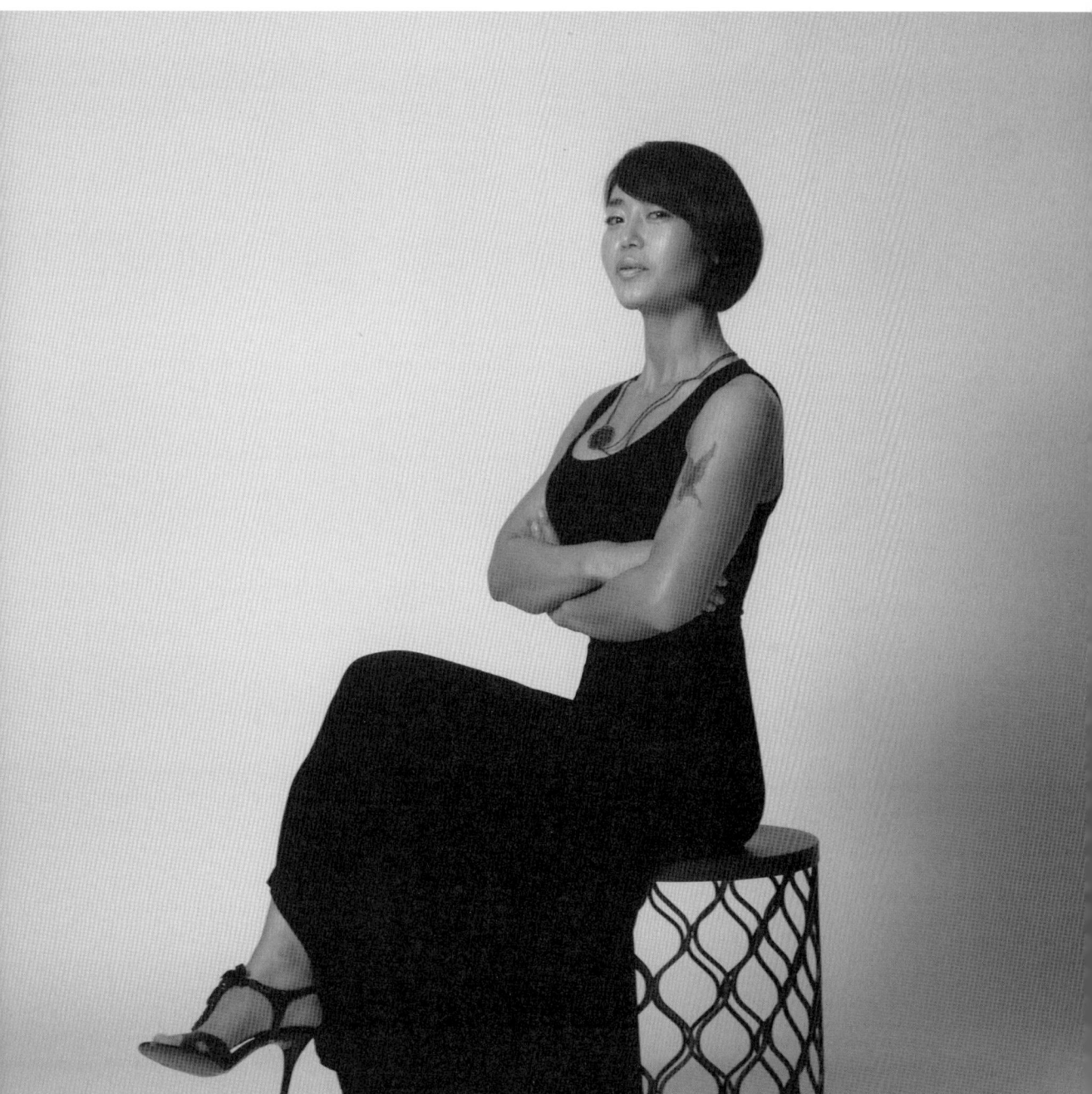

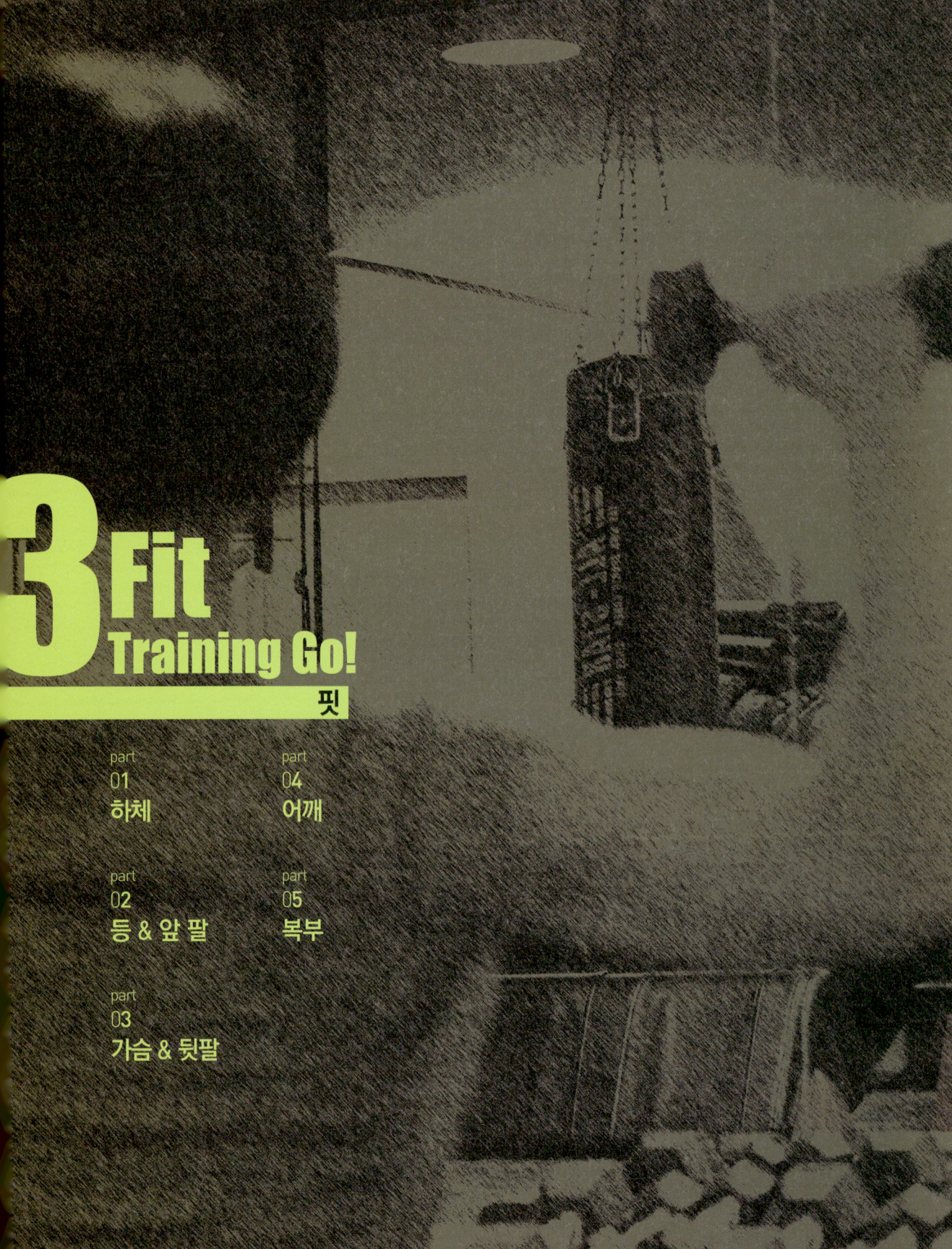

3 Fit
Training Go!
핏

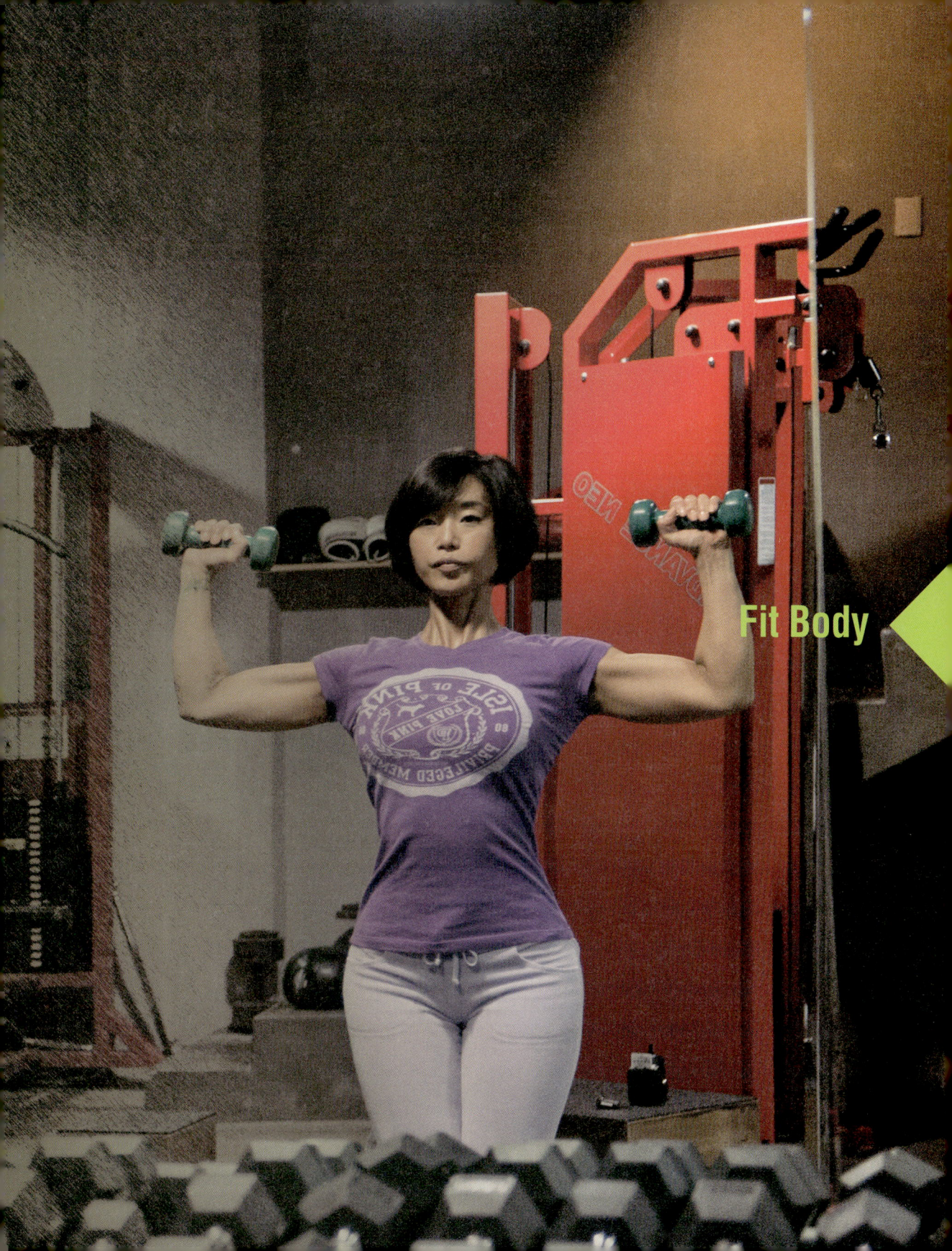

Fit Body

TRAINING GO!
사용설명서

7부위 조합 5가지(A~E) 프로그램
부위별 운동 방법을 조합하여
프로그램을 제시합니다.

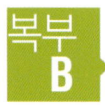

복부
B PART **05**

트위스트

10회~15회 실시 (양발 번갈아)

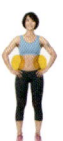

READY

Tip
한 번 더 생각하면
안정된 동작으로
효과는 몇 배가 됩니다.

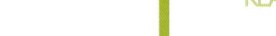

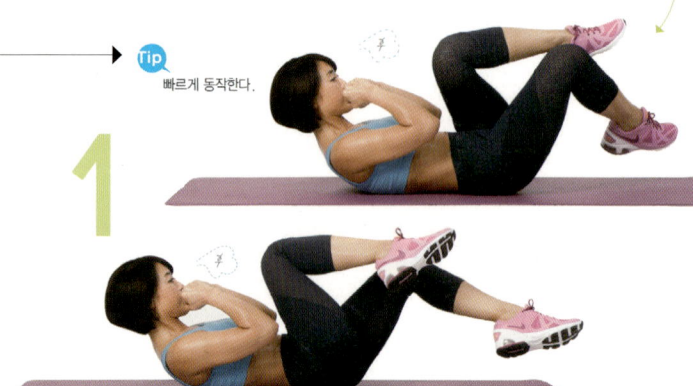

Tip
빠르게 동작한다.

1

READY 무릎은 접어 올리고 허리를 바닥으로 밀어 어깨를 말아 올린다.

1 무릎을 당길 때 (짧게 날숨) 엉덩이를 좌.우로 틀어 무릎을 교차하며 당긴다.

운동 횟수
보통의 운동강도을 위한 횟수입니다.
그러나, 자신의 체력에 맞게 조절하세요.

집중 운동 부위
신체 부위 중 운동효과가
집중되는 부위를 표시합니다.

복부
A PART **05**

롤

5회~10회 실시

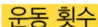

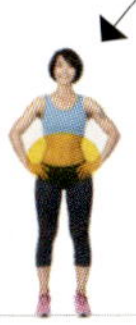

150
151

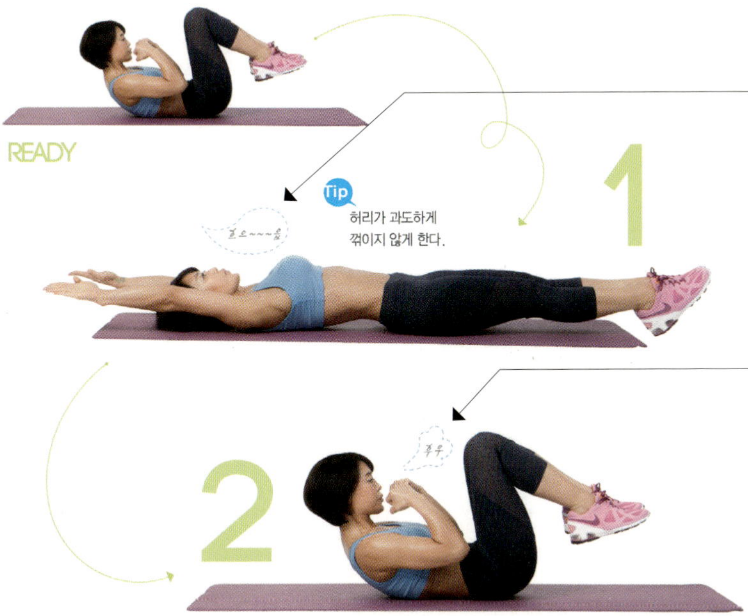

READY

Tip 허리가 과도하게
꺾이지 않게 한다.

흐으~~흡

1

호흡 • 들숨
들이마시는 호흡을 말합니다.
입은 다물고 코로 '~흡'

후후

2

호흡 • 날숨
내쉬는 호흡을 말합니다.
입으로 '후~~~'

READY 무릎은 접어 올리고 상체를
말아 올려 최대한 몸을 작게 만든다.

1 (8박자–들숨) 배꼽을 중심으로 손끝과
발끝을 밀어 몸을 최대한 늘려 편다.

2 (4박자–날숨) 허리로 바닥으로 밀어
엉덩이와 상체를 말아 올려 몸을 최대한
작게 만든다.

step1 step2 **step3** step4

PART

1

하체

▶ 하체 A, B, C 동작 연속 실시 후

1분 휴식 3~5 set

하체 운동 **Tip**

1. 동작 중 멈추거나 몸을 무겁게 누르지 않는다.

체중이나 중량을 들고 내려가 멈추면, 그로 인해 다리만 튼튼한 근육 비대로 이어질 수 있다.

2. 엉덩이 관절을 적극(접고, 펴고) 활용한다.

하체운동의 관건은 엉덩의 근육 형성이다.

힙업은 긴 다리와 짧고 잘록한 허리로 이어지기 때문이다.

3. 무릎은 완전하게 편다(무릎을 펼 때는 지그시).

완전하게 펴지 않으면 무릎관절 부위의 근육이 비대해 질 가능성이 높기 때문에

다리가 전체적으로 굵고 짧아 보인다.

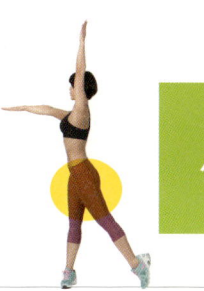

다운-업 (덤벨)

10회~15회 실시

READY
1
흐으~읍
2
후우
Tip
멈추거나,
눌렀다 일어나지
말아야 한다.

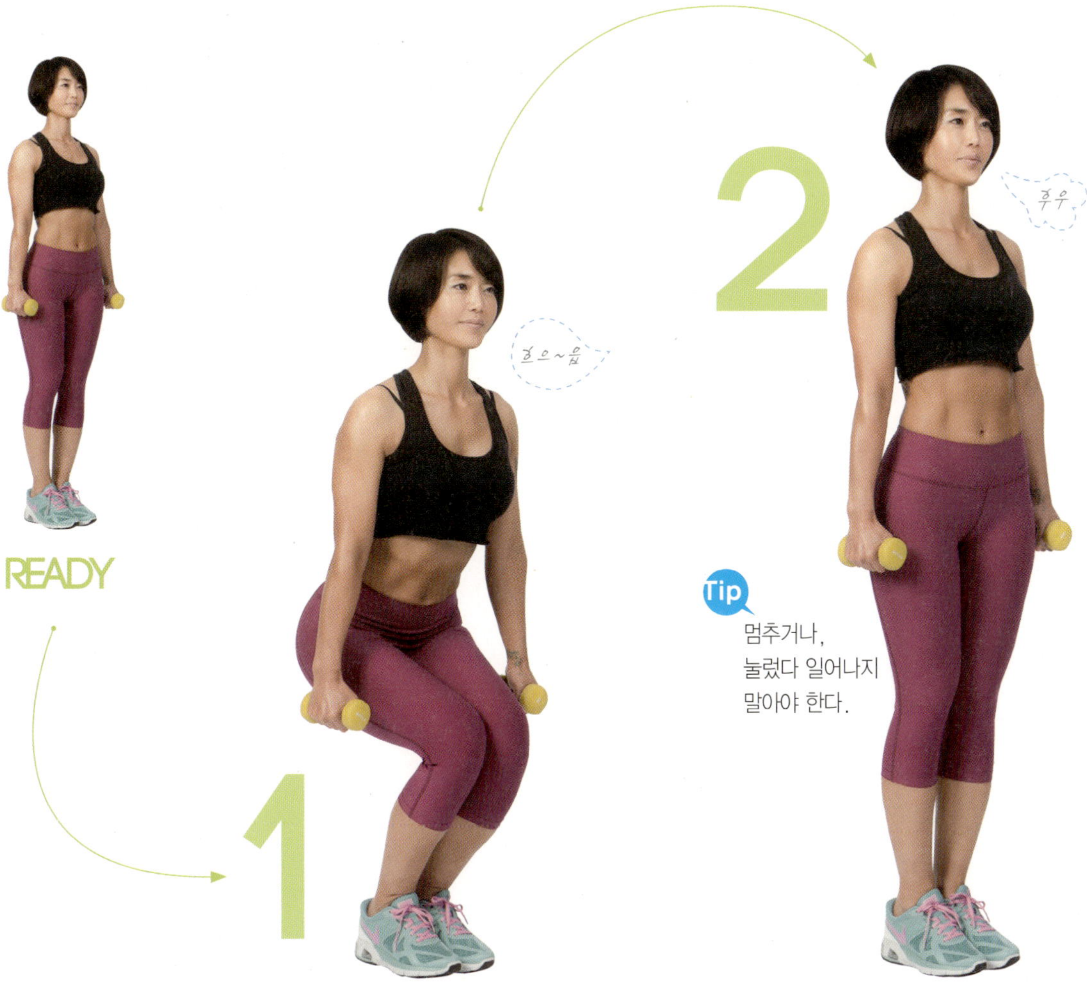

READY 다리를 붙여 선다.

1 (4박자-들숨) 허벅지 안쪽을 붙이고 앉는다.

2 (2박자-날숨) 발로 바닥을 밀어 선다.

B PART 01

사이드 밴드 (봉)

10회~15회 실시 (양발 번갈아)

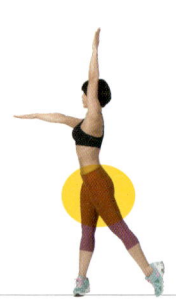

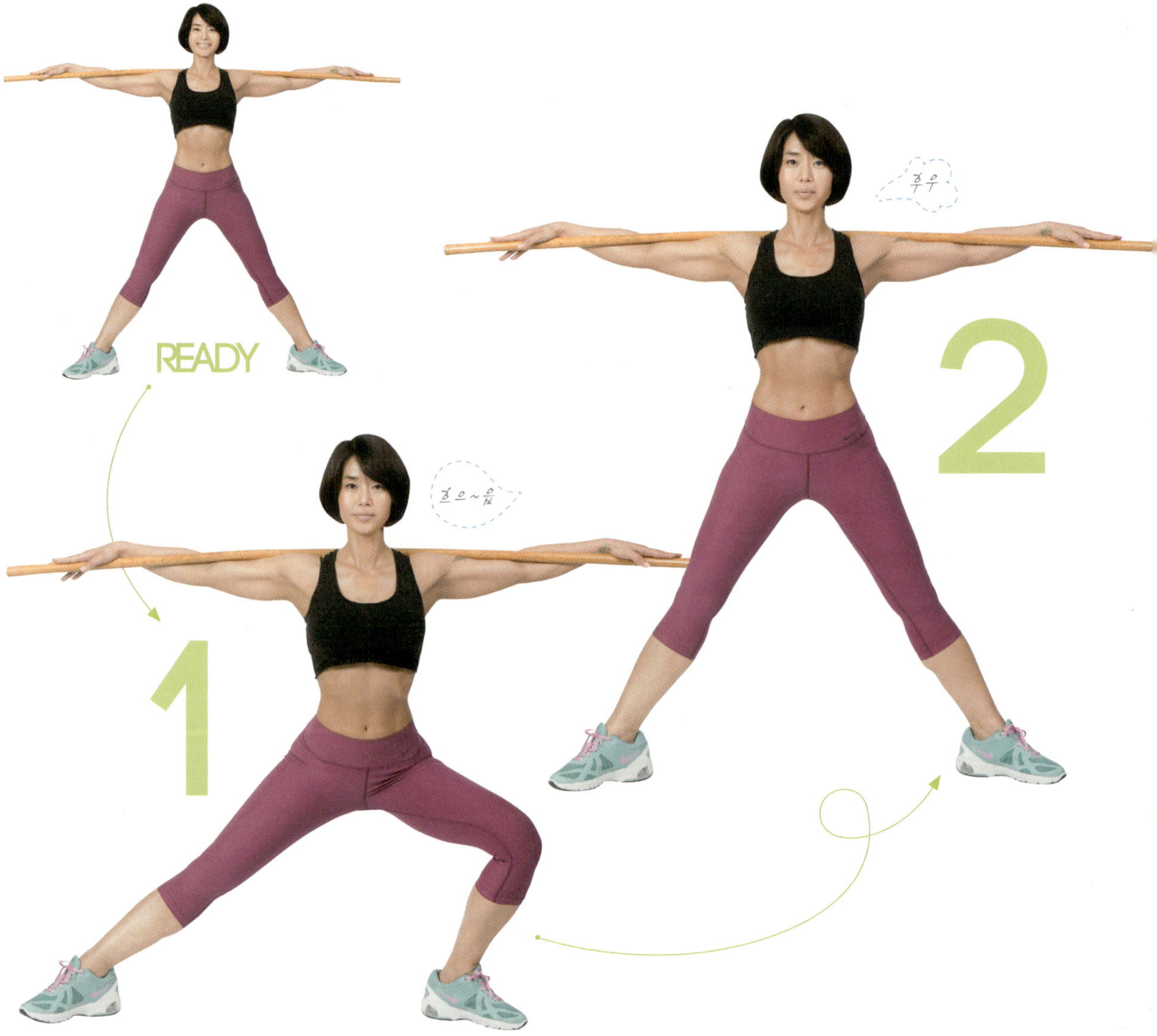

READY

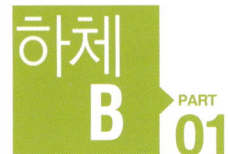

후우

1

흐으~읍

2

READY ① 발끝을 밖으로 하여 넓게 벌려 선다.
② 봉은 어깨 위로 하여 팔을 뻗는다.

1 (4박자–들숨)
한쪽 무릎을 구부린다.

2 (2박자–날숨) 정수리를 위로
당기듯 몸을 늘려 선다.

하체 C PART 01 리프트 (봉)
10회~15회 실시

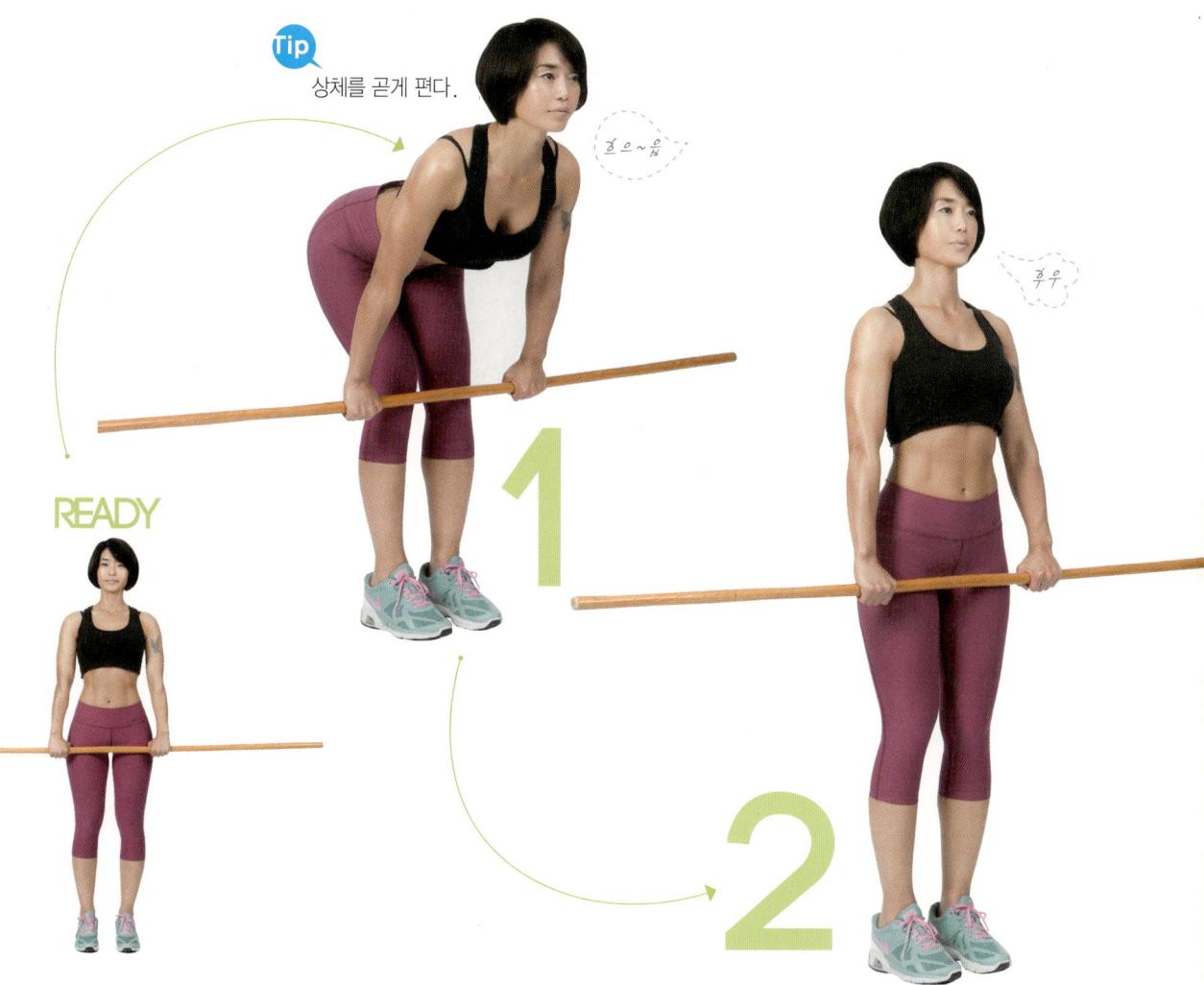

Tip 상체를 곧게 편다.

READY

1

2

READY 발 하나 들어갈 정도 폭으로 벌려 선다.

1 (4박자 들숨) 무릎을 살짝 구부리면서 봉이 허벅지를 스치며 상체를 내린다.

2 (2박자 날숨) 상체를 곧게 하고 엉덩이 관절을 펴 올려 선다.

step1 step2 **step3** step4

2 PART

등 & 앞팔

▶ 등 A, B, C 동작 연속 실시 후

1분 휴식 3~5 set

▶ 앞팔 A, B 동작 연속 실시 후

1분 휴식 3~5 set

등 & 앞팔 운동 Tip

1. 허리로 체중이나 중량을 드는 것을 경계한다.

동작 시 자칫 허리가 과도하게 사용되면 척추기립근의 비대로 이어져 허리 라인이 망가지게 된다.

2. 당기는 동작에서 승모근 사용을 자제한다.

위로 솟은 승모근의 발달은 목을 두껍고 짧아 보이도록 만든다.

3. 등 운동 시 앞팔을 함께 활용한다.

지친 앞팔 근육을 곧바로 트레이닝하면 팔의 핏 형성에 빠른 효과를 볼 수 있다.

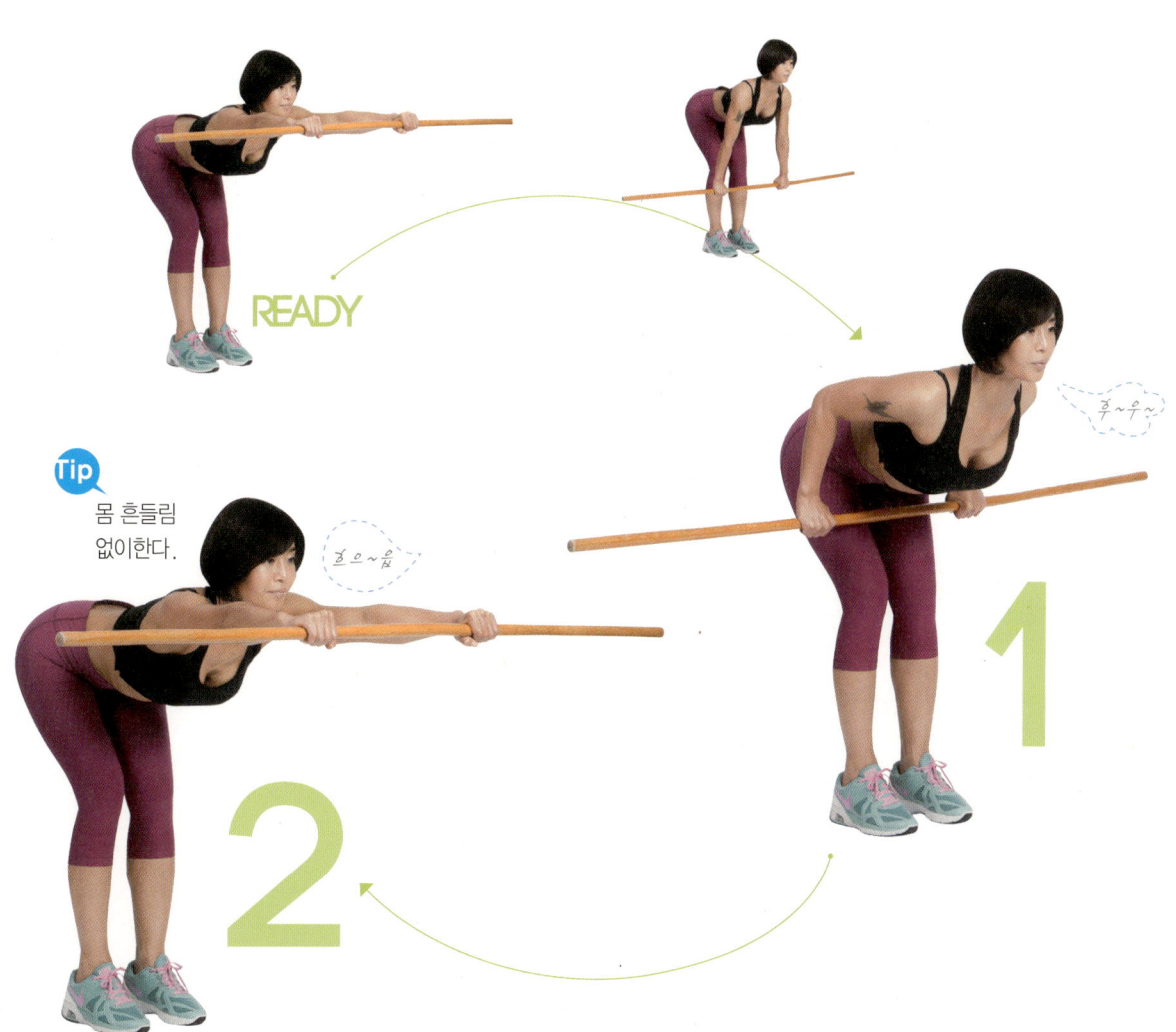

READY

Tip
몸 흔들림
없이한다.

후~우~

흐으~읍

1

2

READY 무릎은 살짝 구부리고 봉과 가슴을 앞으로 밀어 상체를 곧게 펴 내린다.

1 (4박자–날숨) 봉을 아래로 큰 원을 그리고 허벅지에 닿으면 팔꿈치를 당겨 접어 올린다.

2 (4박자–들숨) 봉이 허벅지를 스쳐 내린 후 큰 원을 그려 앞으로 뻗는다.

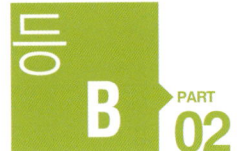

등

B PART 02
스탠딩 로우 (봉)
10회~15회 실시

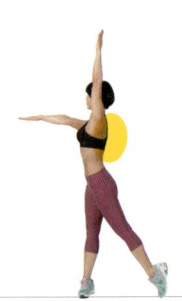

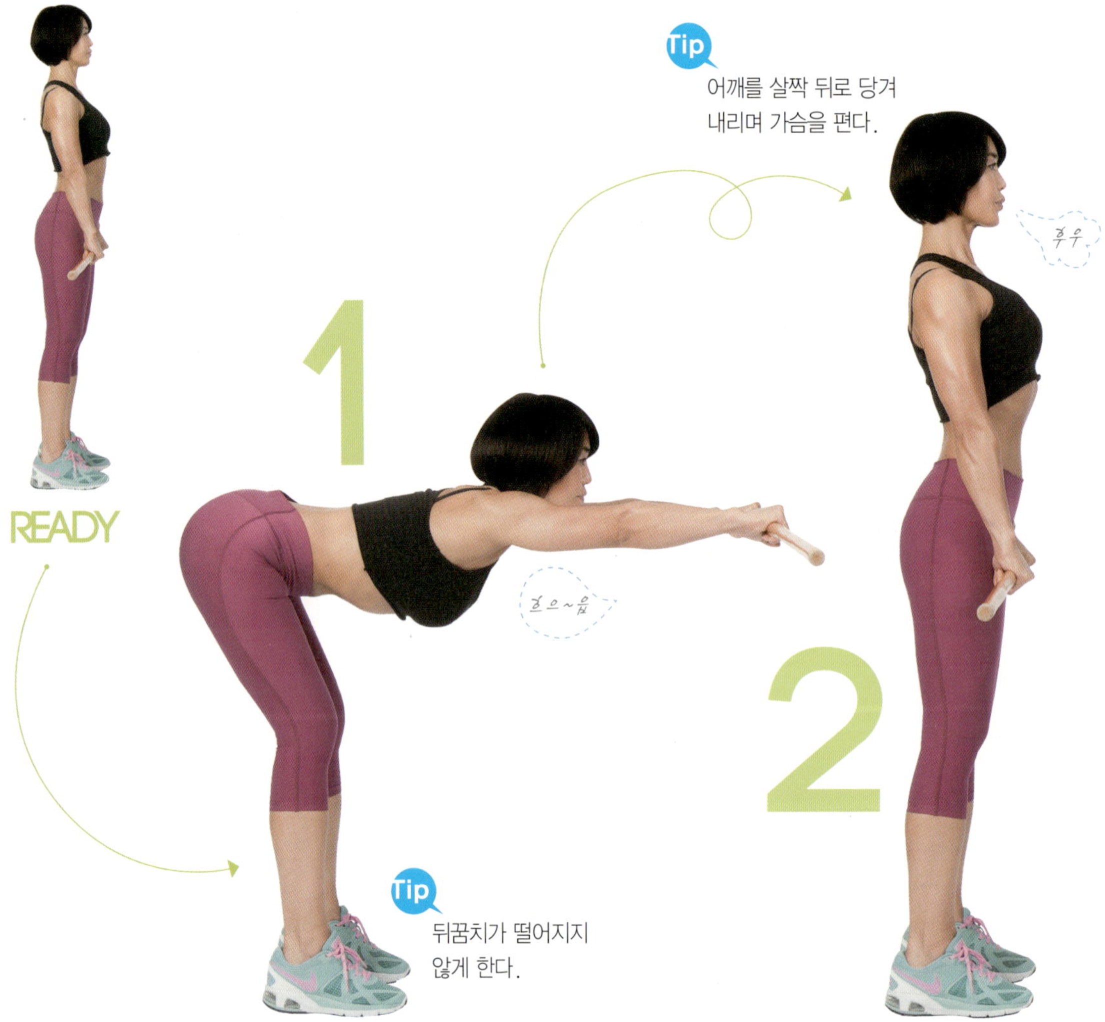

READY

1

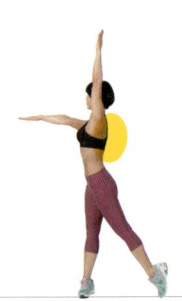

Tip
어깨를 살짝 뒤로 당겨
내리며 가슴을 편다.

후~우

호으~읍

Tip
뒤꿈치가 떨어지지
않게 한다.

2

READY 봉을 잡고
어깨너비로 선다.

1 (4박자–들숨) 허리를 펴고 엉덩이 관절을 접으며
팔을 펴고 봉을 앞으로 밀어 준다.

2 (2박자–날숨) 봉은 아래로 큰 원을
그려 당기면서 상체를 올려 허리를 편다.

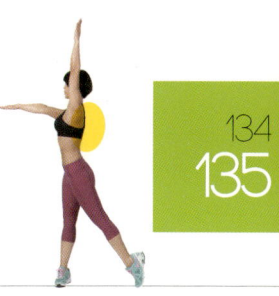

1

READY

2

후우

흐으~읍

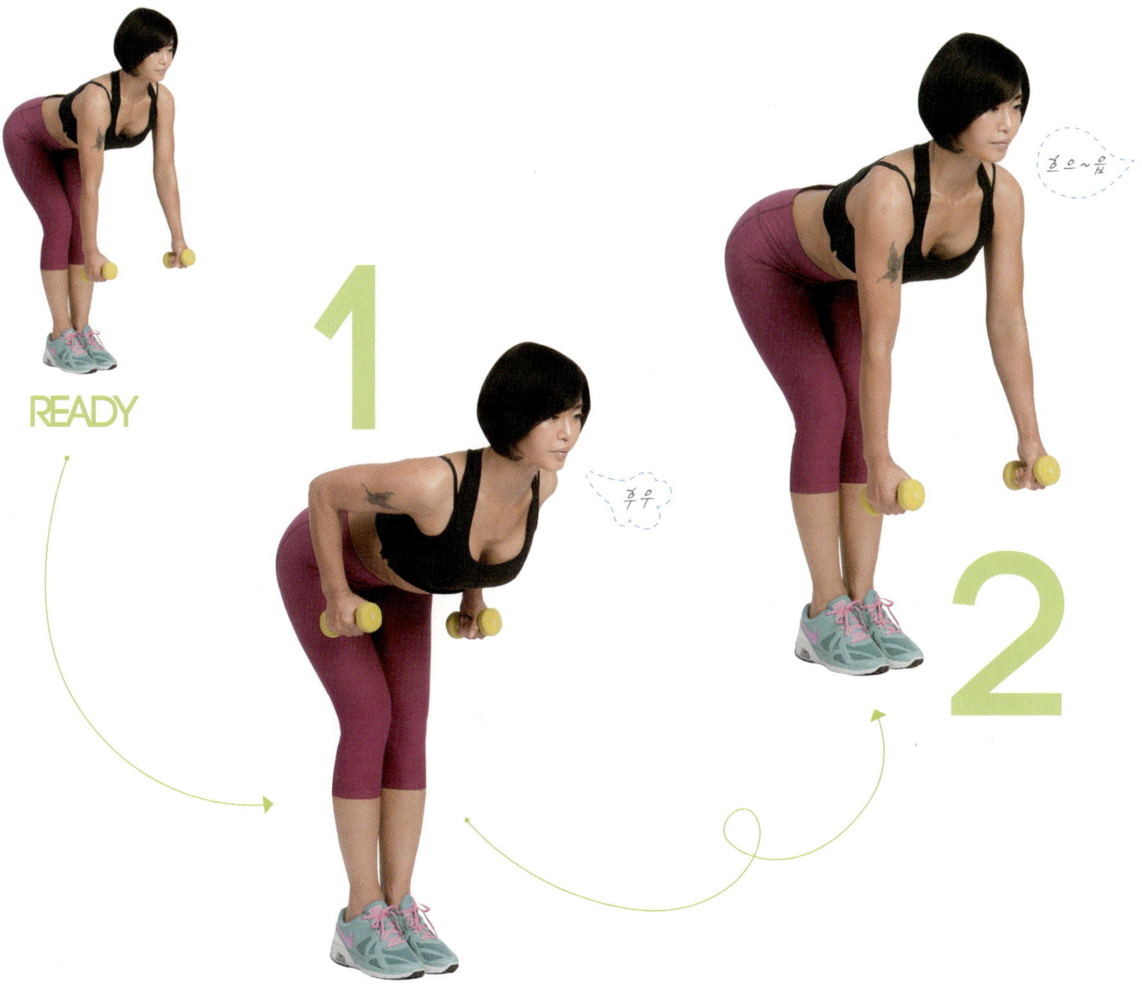

READY 상체를 곧게 숙이고 덤벨을 아래로 잡는다.

1 (2박자—날숨) 팔꿈치를 위로 당겨 접는다.

2 (4박자—들숨) 덤벨로 허벅지를 스치며 원을 그려 내린다.

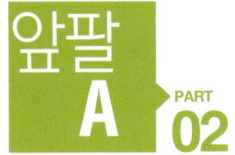

앞팔
A PART 02

포징 컬 (덤벨)
10회~15회 실시

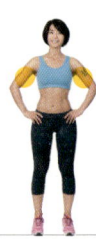

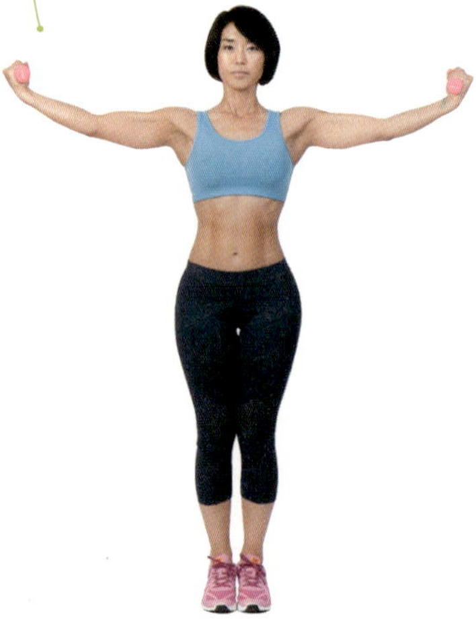

후우

Tip
손목, 팔꿈치를 살짝 말아주어 팔의 곡선을 만든다.

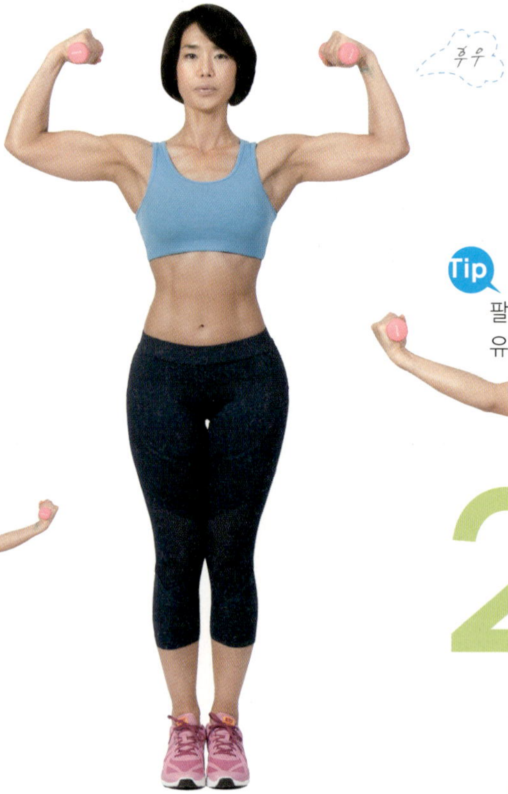

Tip
팔 곡선을 유지한다.

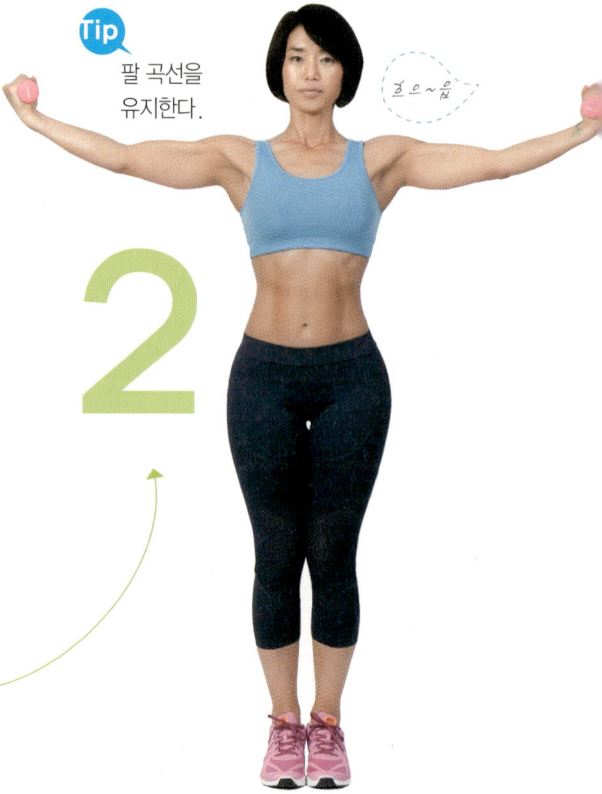

호으~읍

READY

2

1

READY 팔을 옆으로 넓게 벌려 선다.

1 (4박자─날숨) 팔꿈치를 축으로 덤벨을 귀 옆선까지 말아 올린다.

2 (4박자─들숨) 천천히 팔을 편다.

21 컬 (덤벨)
7-7-7 연속 1회 실시

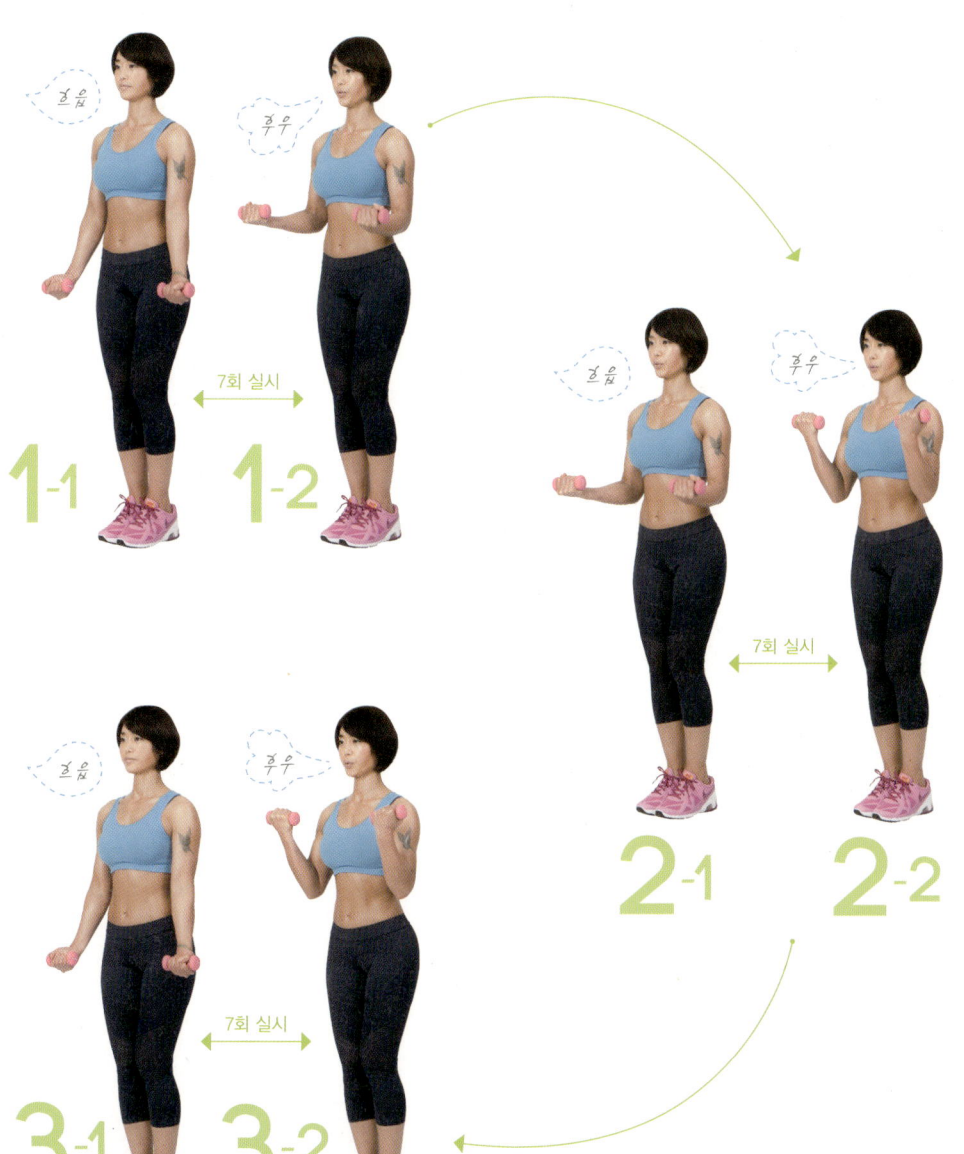

1-1 (2박자–들숨)
덤벨이 정면을
보도록 팔을 편다.

1-2 (2박자–날숨)
팔꿈치를 축으로
직각까지
접어 올린다. ▶

2-1 (2박자–들숨)
팔을 직각으로
접는다.

2-2 (2박자–날숨)
완전히 접어
올린다. ▶

3-1 (2박자–들숨)
덤벨이 정면을
보도록 팔을 편다.

3-2 (2박자–날숨)
완전히 접어
올린다. ▶

▶ **각각 7회 실시**

PART

3

가슴 & 뒷팔

▶ 가슴 A, B, C 동작 연속 실시 후

1분 휴식 3~5 set

▶ 뒷팔 A, B 동작 연속 실시 후

1분 휴식 3~5 set

가슴 & 뒷팔 운동 Tip

1. 가슴 근육을 길게 사용한다.

근육이 넓게 사용되지 않으면 몸이 앞으로 말리는 형상이 일어나게 된다.

그로 인해 위 등이 굽어 어깨는 좁고, 얼굴은 더 커 보이게 된다.

2. 근육 스트레칭 자주 한다.

가슴 근육 스트레칭을 생활화하여 상체를 곧게 펴준다.

바르지 못한 생활자세 또는 나이를 들어가며 나타날 수 있는 굽은 등 현상을 예방할 수 있다.

3. 가슴 운동 시 뒷팔이 함께 활용된다.

지친 뒷팔 근육을 곧바로 트레이닝하면 팔의 핏 형성에 빠른 효과를 볼 수 있다.

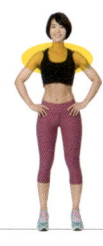

플라이(덤벨)

10회~15회 실시

READY
1
Tip
팔의 곡선을 유지하며
가슴을 편다.
후우
2
흐으~읍

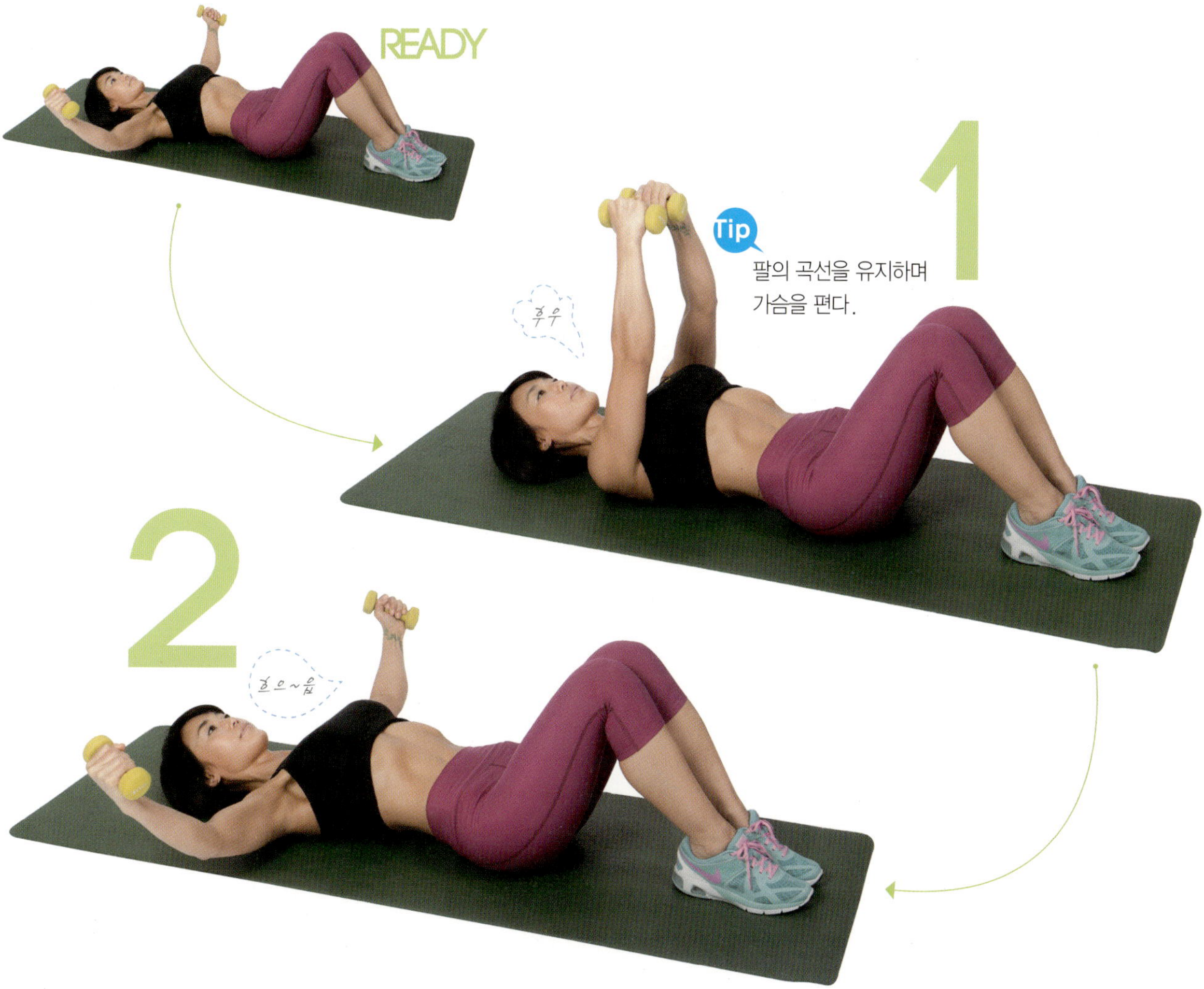

READY 양 팔을 벌리고 손목, 팔꿈치를 살짝 말아주어 팔의 곡선을 만든다.

1 (2박자-날숨) 큰 원을 그리며 팔을 모아준다.

2 (4박자-들숨) 가슴을 열어주듯 어깨를 벌려 내린다.

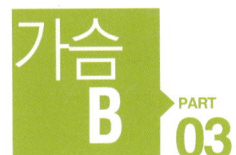 **B** PART **03**

푸쉬-업

7회~10회 실시

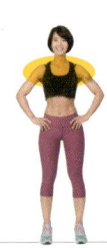

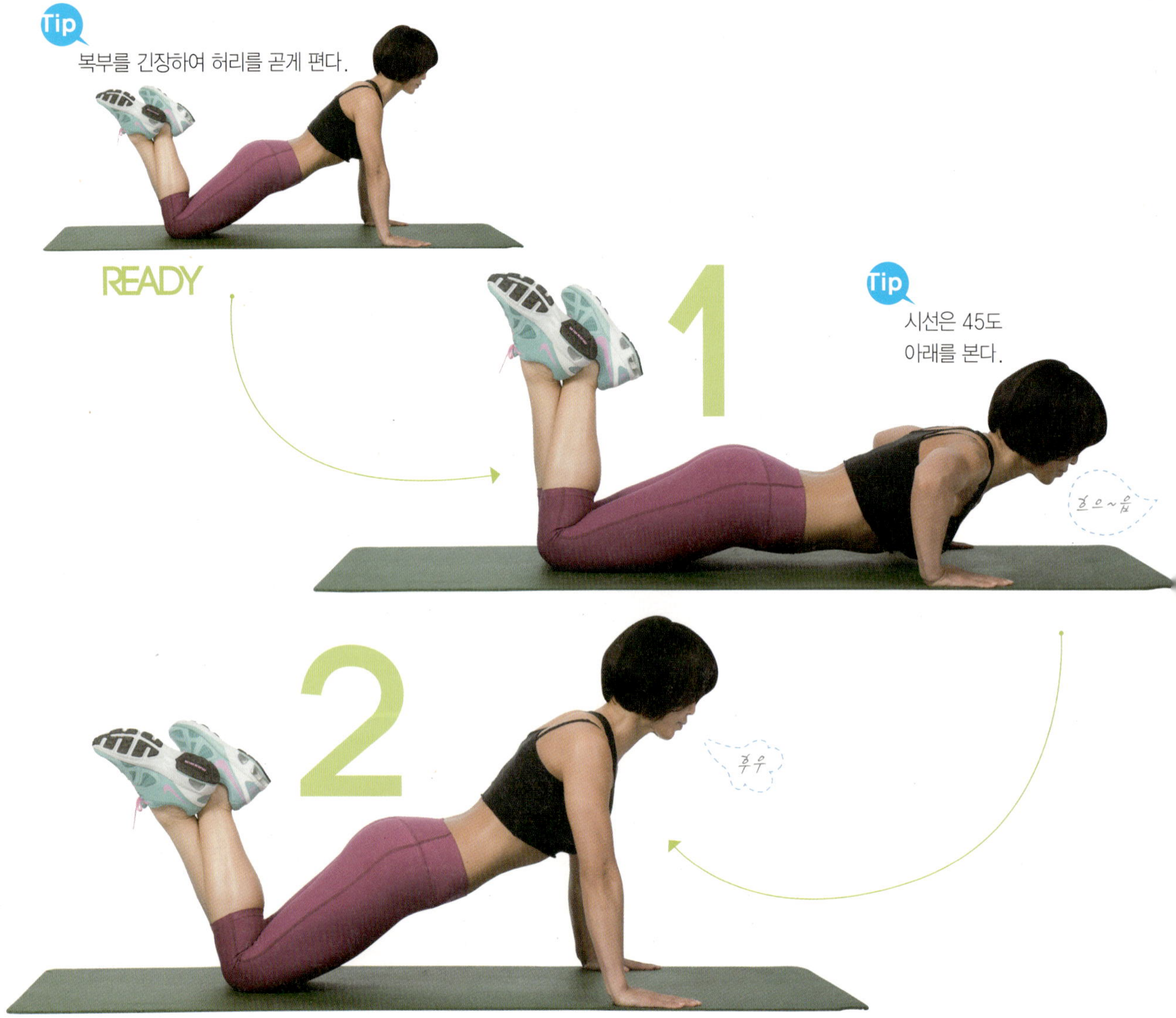

Tip 복부를 긴장하여 허리를 곧게 편다.

READY

1

Tip 시선은 45도 아래를 본다.

흐으~읍

2

후우

READY 무릎은 접고 손바닥으로 바닥을 밀어 팔을 뻗는다.

1 (4박자-들숨) 가슴을 펴고 복부를 긴장하며 팔꿈치를 구부려 내린다.

2 (2박자-날숨) 손바닥으로 바닥을 밀어 팔꿈치를 펴 올린다.

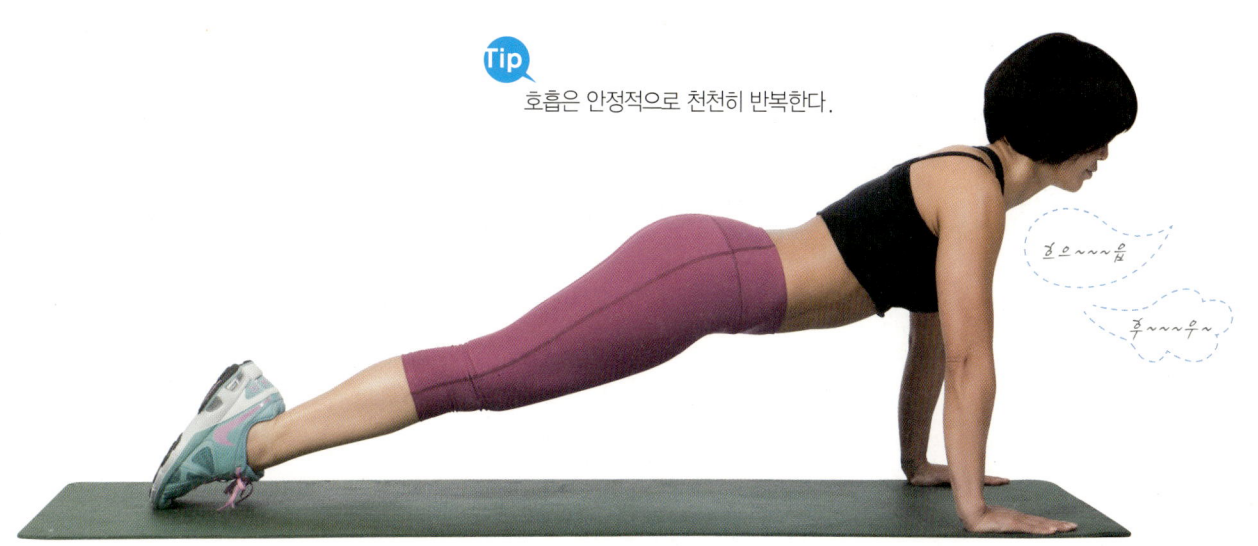

Tip
호흡은 안정적으로 천천히 반복한다.

호오~~~읍

후~~~우~

READY & PLAY (10박자 –들숨, 날숨 반복) ① 정수리부터 발 끝까지   ② 손바닥은 바닥을 지속적으로 밀어준다.
서로 당겨주어 복부를 긴장한다.

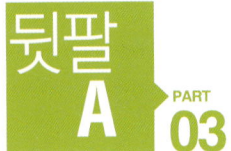

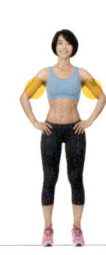

READY

Tip
팔꿈치 고정한다.

1

2

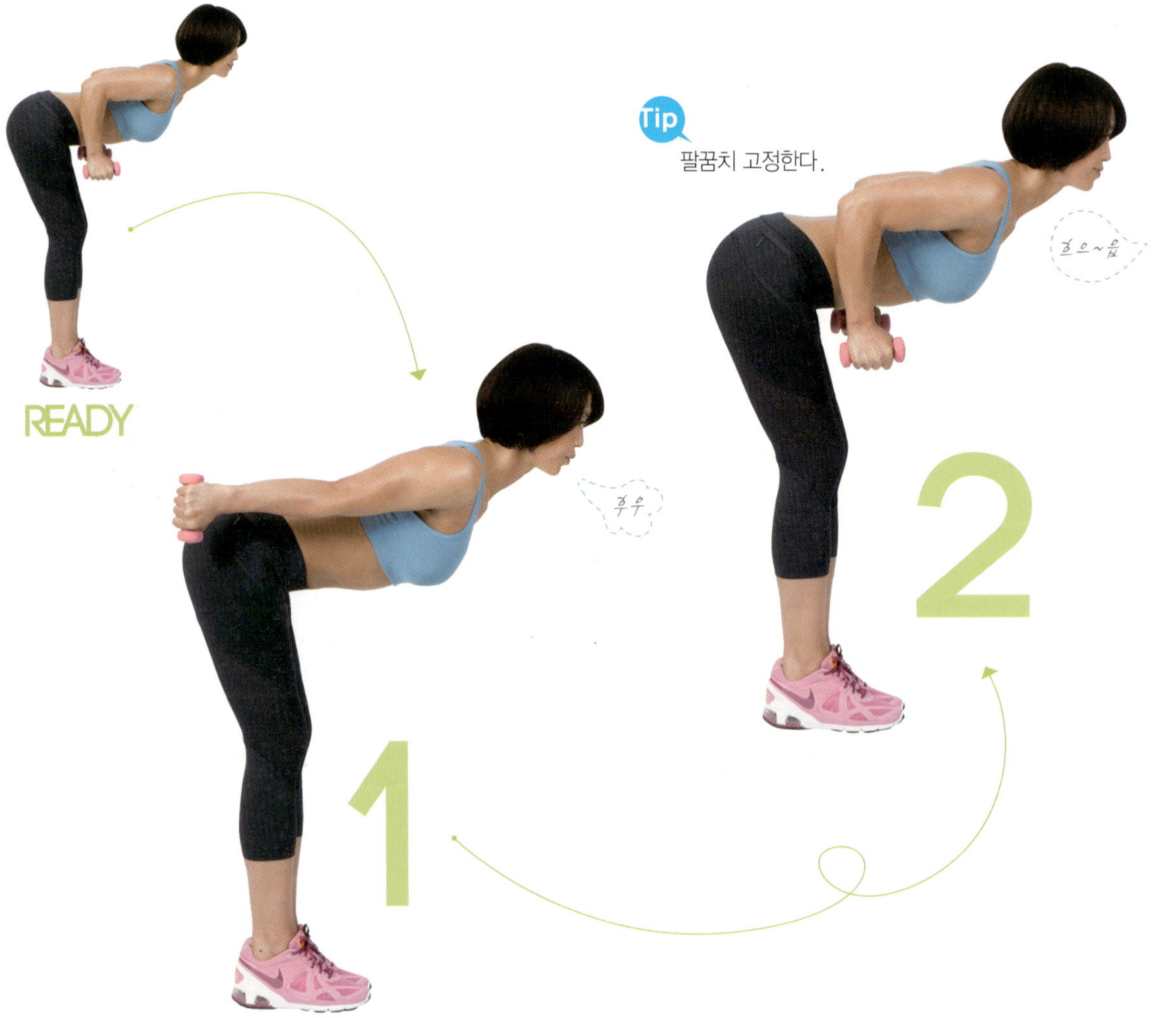

READY 상체를 곧게 숙여 덤벨이 서로 마주보게 팔꿈치를 접는다.

1 (2박자-날숨) 팔꿈치를 축으로 덤벨을 뒤로 밀어 팔을 편다.

2 (4박자-들숨) 팔꿈치를 축으로 덤벨을 당겨 접는다.

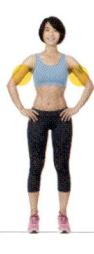

뒷팔 B PART 03

스트레이트 킥 (덤벨)

10회~15회 실시

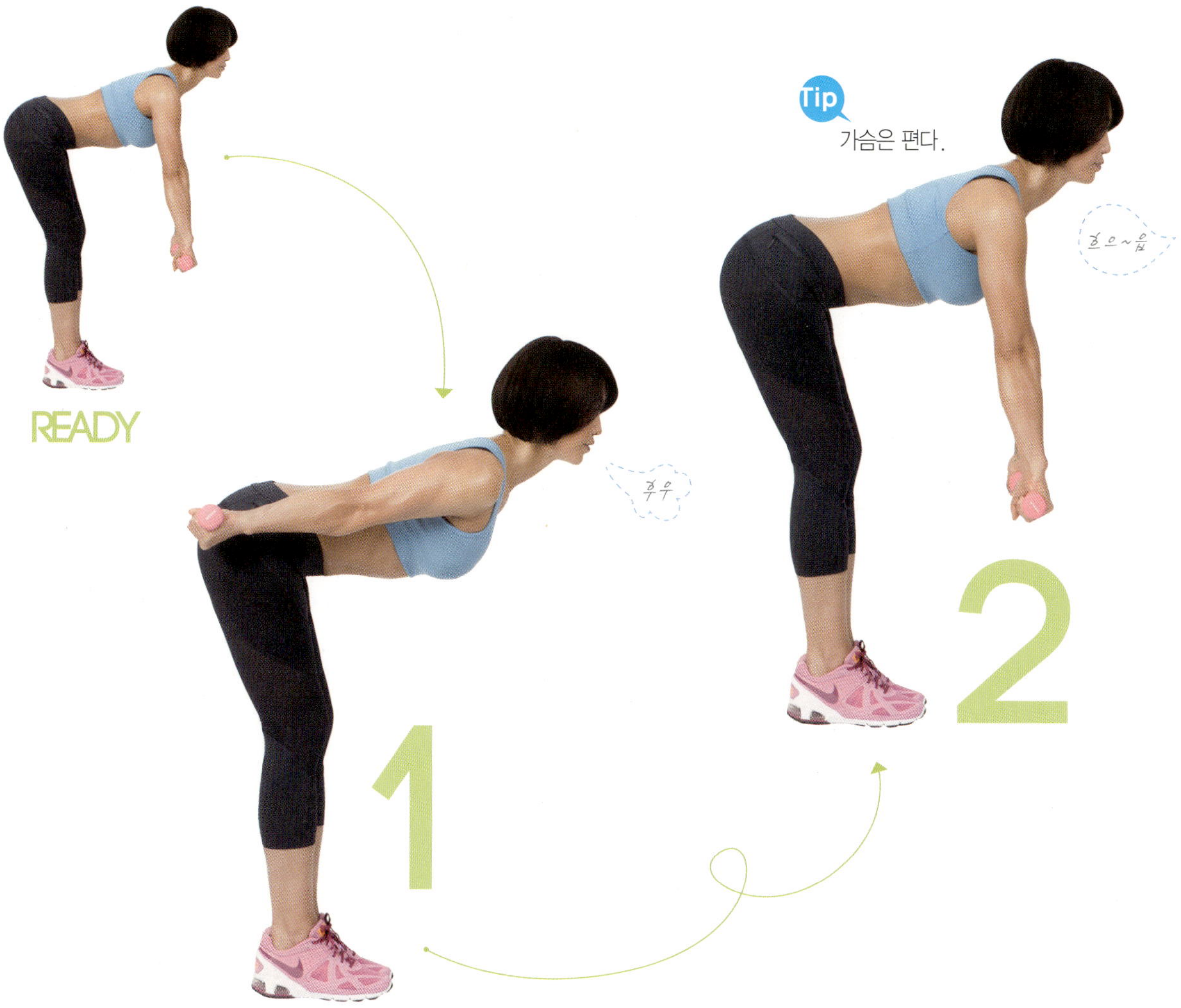

READY

1

2

Tip
가슴은 편다.

흐으~음

후우

READY 덤벨이 몸쪽을 보도록 잡고
팔을 아래로 편다.

1 (2박자-날숨) 팔을 편 상태로
뒤로 밀어 뻗는다.

2 (4박자-들숨) 어깨를 축으로
팔을 뻗어 내린다.

PART 4

어깨

▶ 어깨 A, B, C 동작 연속 실시 후

1분 휴식 3~5 set

어깨 운동 **Tip**

1. 어깨 앞, 옆, 뒤를 균형적으로 트레이닝 한다.

어깨가 좁으면 얼굴은 상대적으로 커 보인다.

볼륨적인 어깨는 팔도 핏하게 보이는 역할을 한다.

2. 쇄골을 보며 운동한다.

쇄골을 최대한 일자로 만들어 운동을 실시하는 것이 중요하다.

그러면 가슴과 어깨의 연결라인을 섹시하고 멋지게 만들 수 있다.

어퍼 컷 (덤벨)

10회~15회 실시

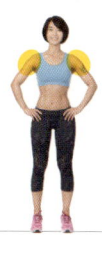

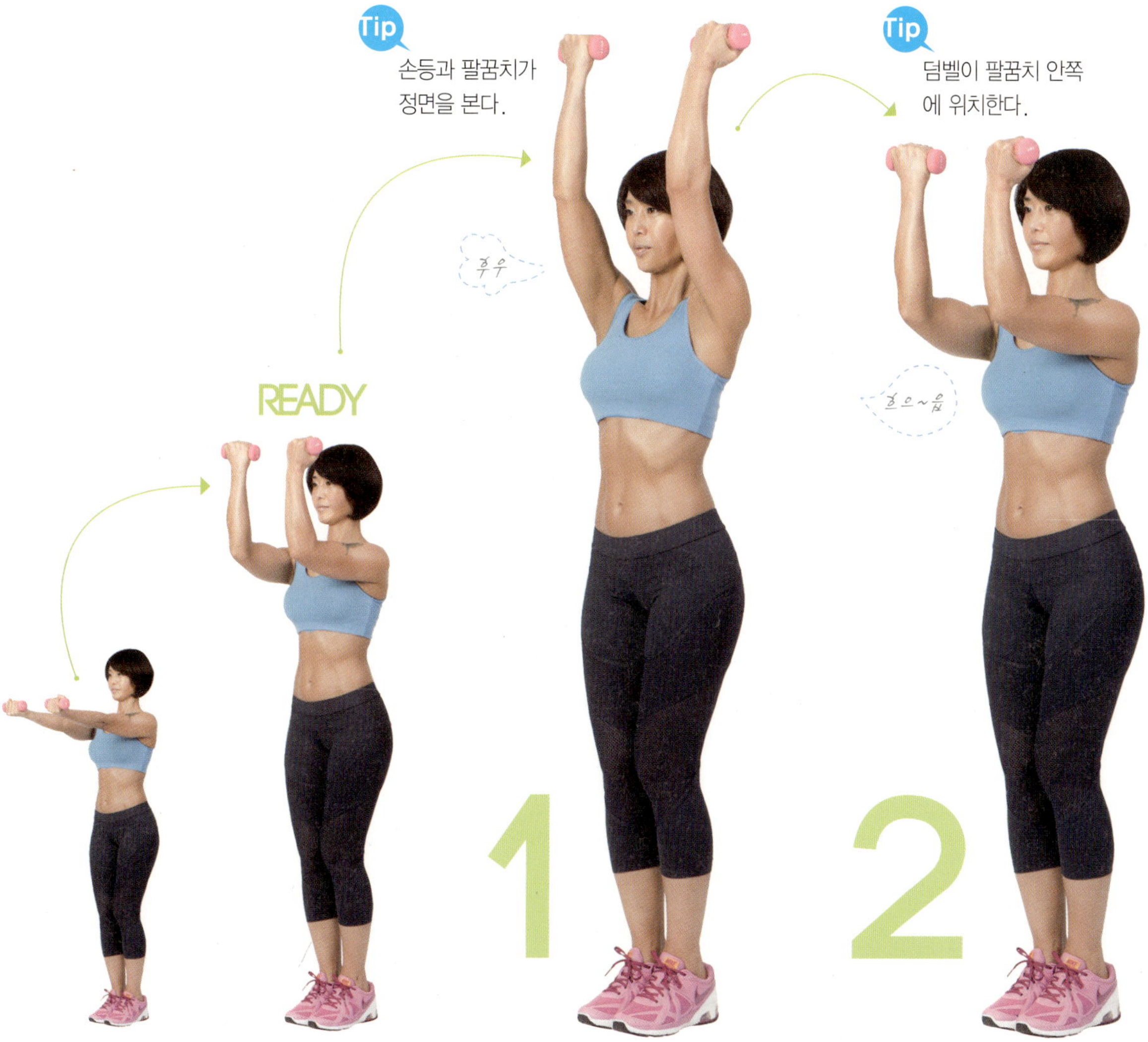

Tip 손등과 팔꿈치가 정면을 본다.

Tip 덤벨이 팔꿈치 안쪽 에 위치한다.

READY

후우

흐으~읍

1

2

READY 덤벨이 위를 보도록 팔을 앞으로 뻗은 후 팔꿈치를 직각으로 접는다.

1 (2박자─날숨) 덤벨을 어깨로 밀어 올린다.

2 (4박자─들숨) 팔꿈치를 접어 내린다.

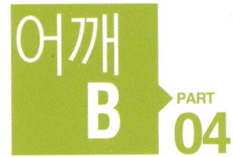

어깨
B PART **04**

밴드 레이즈 (덤벨)
10회~15회 실시

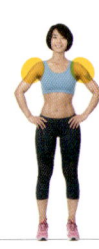

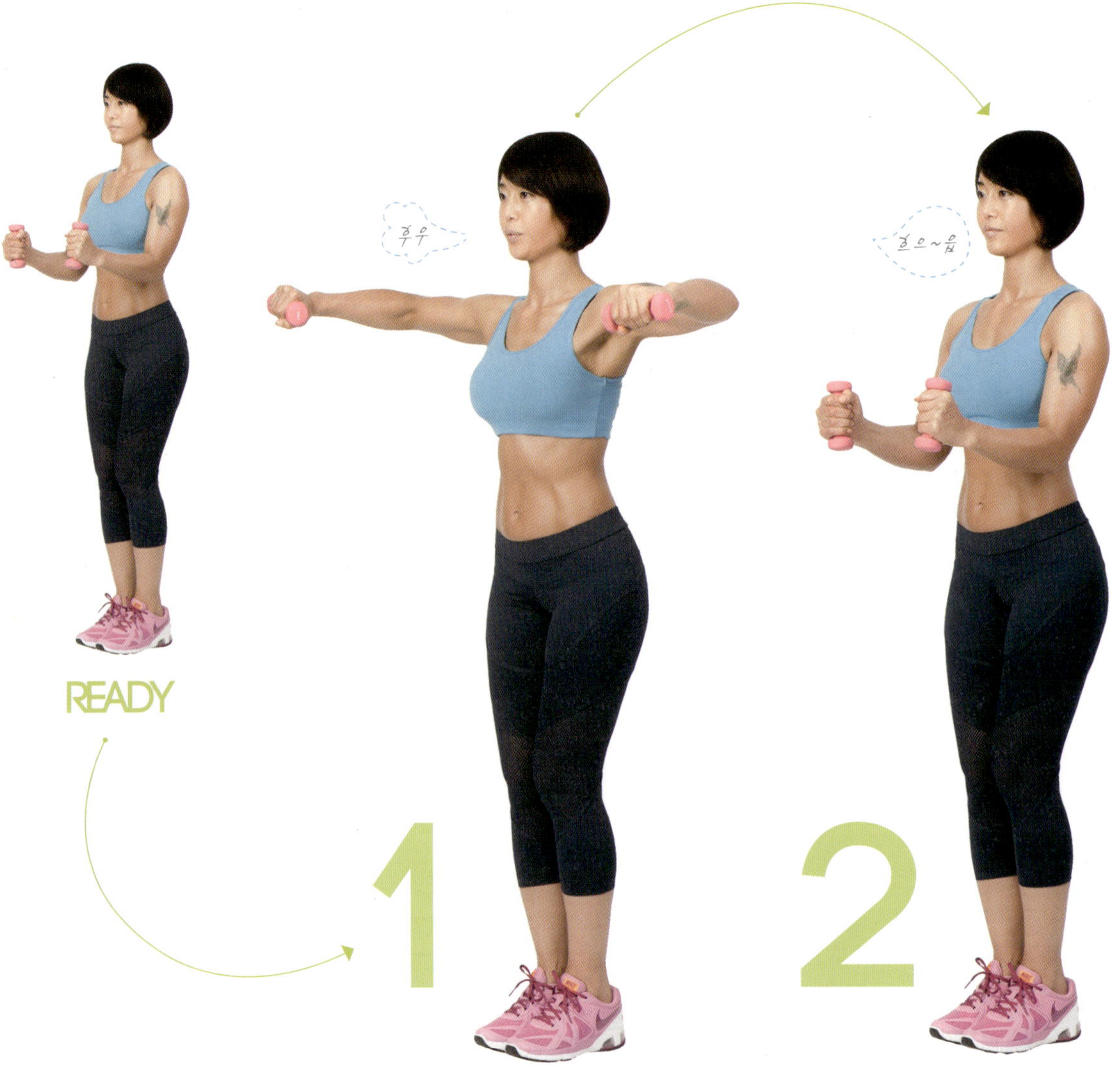

후우

흐으~읍

READY

1

2

READY 덤벨을 마주보게 잡고, 팔꿈치는 직각으로 접는다.

1 (2박자-날숨) 어깨 선상까지 팔을 들어 올린다.

2 (4박자-들숨) 팔꿈치가 옆구리에 닿기 전까지 내린다.

어깨 C ^{PART}04 와이드 레이즈 (봉)

어깨 C PART 04

와이드 레이즈 (봉)

10회~ 15회 실시

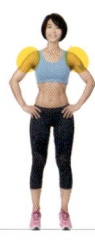

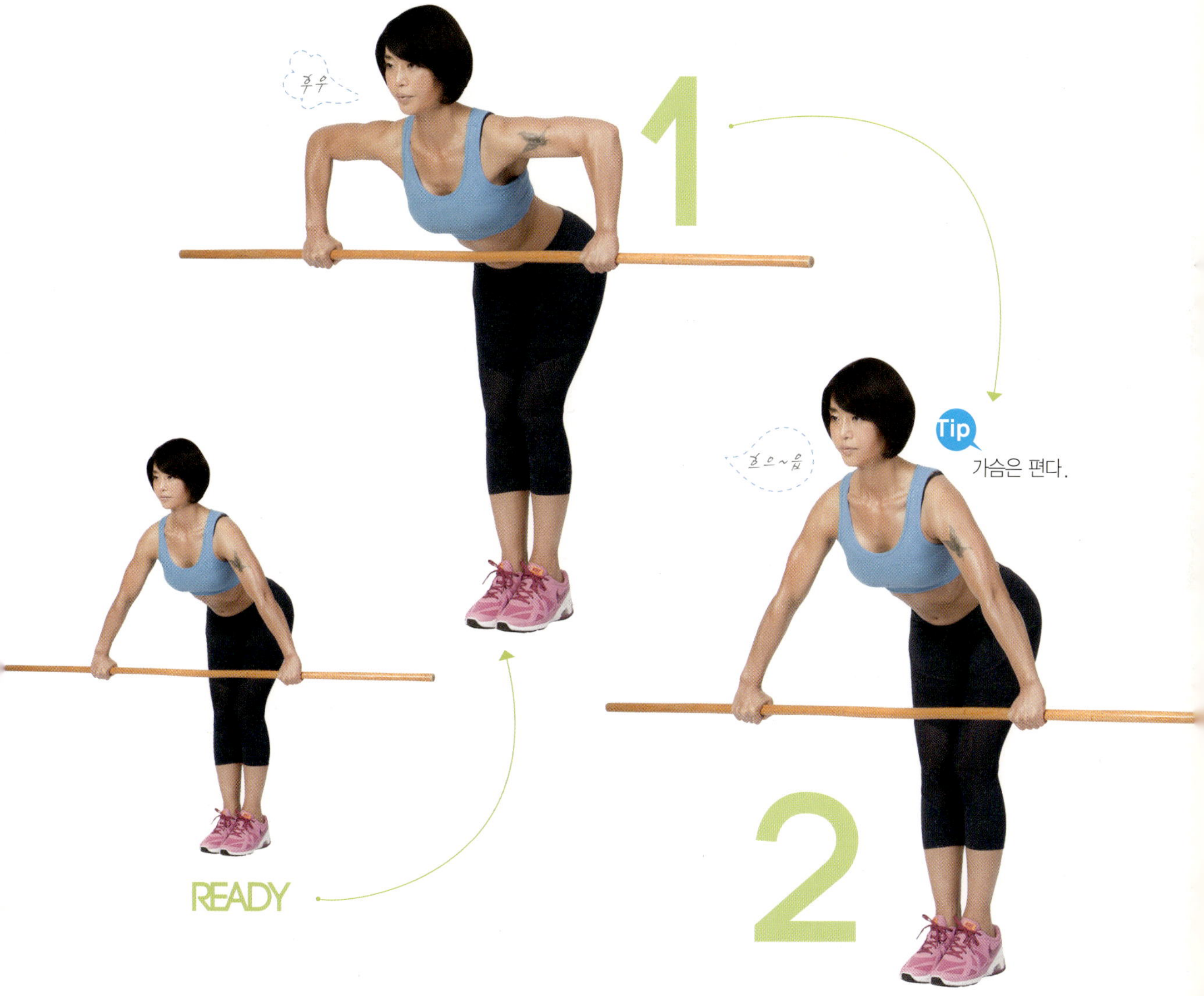

1

Tip 가슴은 편다.

후우

흐으~음

READY

2

READY 봉을 넓게 잡고 상체를 45도 내린다.

1 (2박자―날숨) 팔꿈치를 당겨 직각으로 접어 올린다.

2 (4박자―들숨) 천천히 팔을 펴 내린다.

PART

5

복부

▶ 복부 A, B, C 동작 연속 실시 후

1분 휴식 3~5 set

복부 운동 Tip

1. 허리를 바닥으로 지그시 밀어주며 복부를 말아 준다.

실시 중 가장 큰 오류는 상체나 다리 힘으로만 들어 올리는 것이다.

그러면 허리의 안전을 보장 할 수 없으며, 허리를 두껍게 만들 수 있는 큰 요인이 된다.

2. 내릴 때는 항상 복부의 긴장도를 유지하는 것이 중요하다.

올라왔을 때 들어간 복부의 긴장을 풀지 말고 천천히 내린다.

마지막 횟수까지 지속적인 긴장도를 유지한다.

복부 A

PART 05

크런치

15회~20회 실시

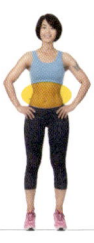

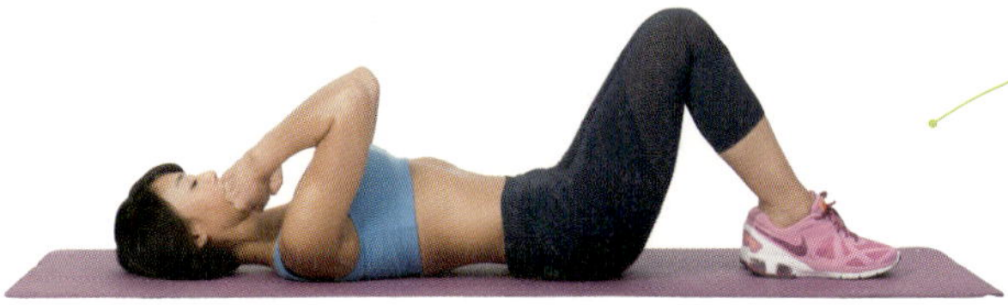

READY

Tip
허벅지를 꽉 붙인다.

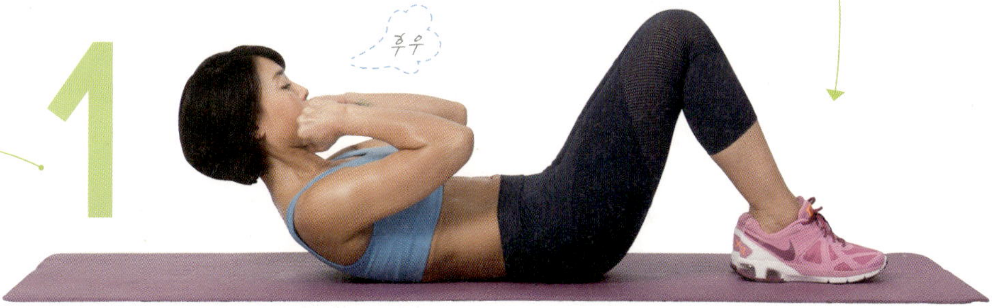

1

후우

2

Tip
움직임을 짧고
빠르게 한다.

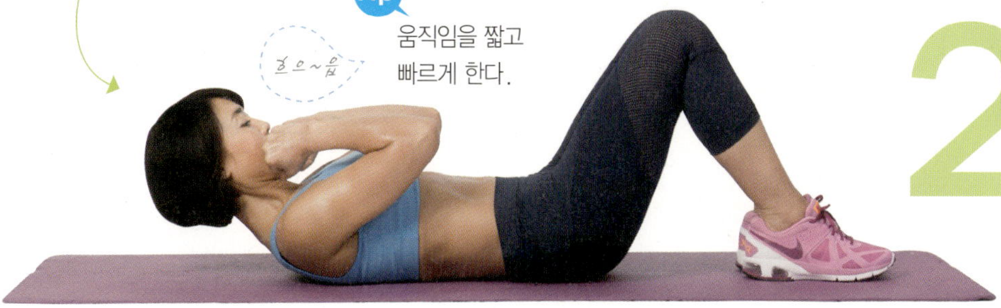

흐으~읍

READY 무릎을 접고 얼굴 옆에 주먹을 쥐고 눕는다.

1 (2박자-날숨) 허리로 바닥을 밀어 주며 어깨를 말아 올려 준다.

2 (2박자-들숨) 동그랗게 말아 내린다.

복부 B

PART 05

트위스트

10회~15회 실시 (양발 번갈아)

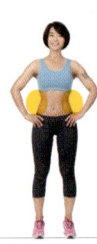

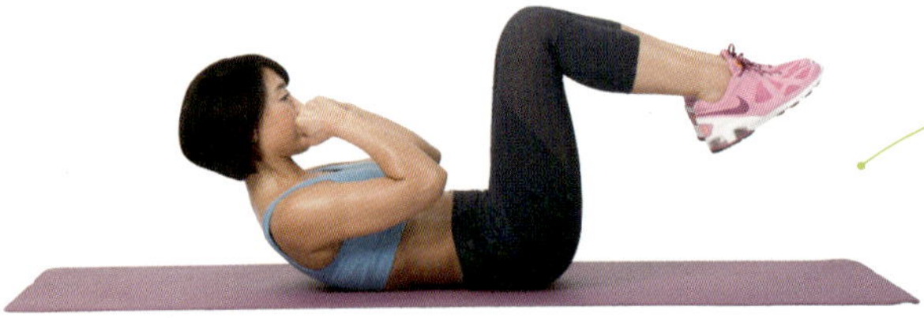

READY

Tip
빠르게 동작한다.

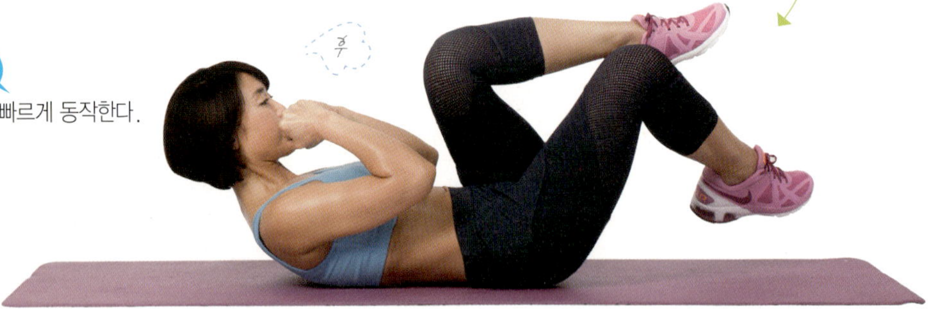

1

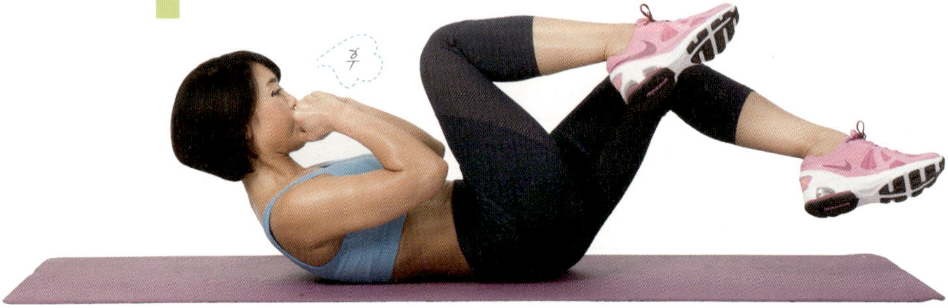

READY 무릎은 접어 올리고 허리를 바닥으로 밀어 어깨를 말아 올린다.

1 무릎을 당길 때 (짧게 날숨) 엉덩이를 좌,우로 틀어 무릎을 교차하며 당긴다.

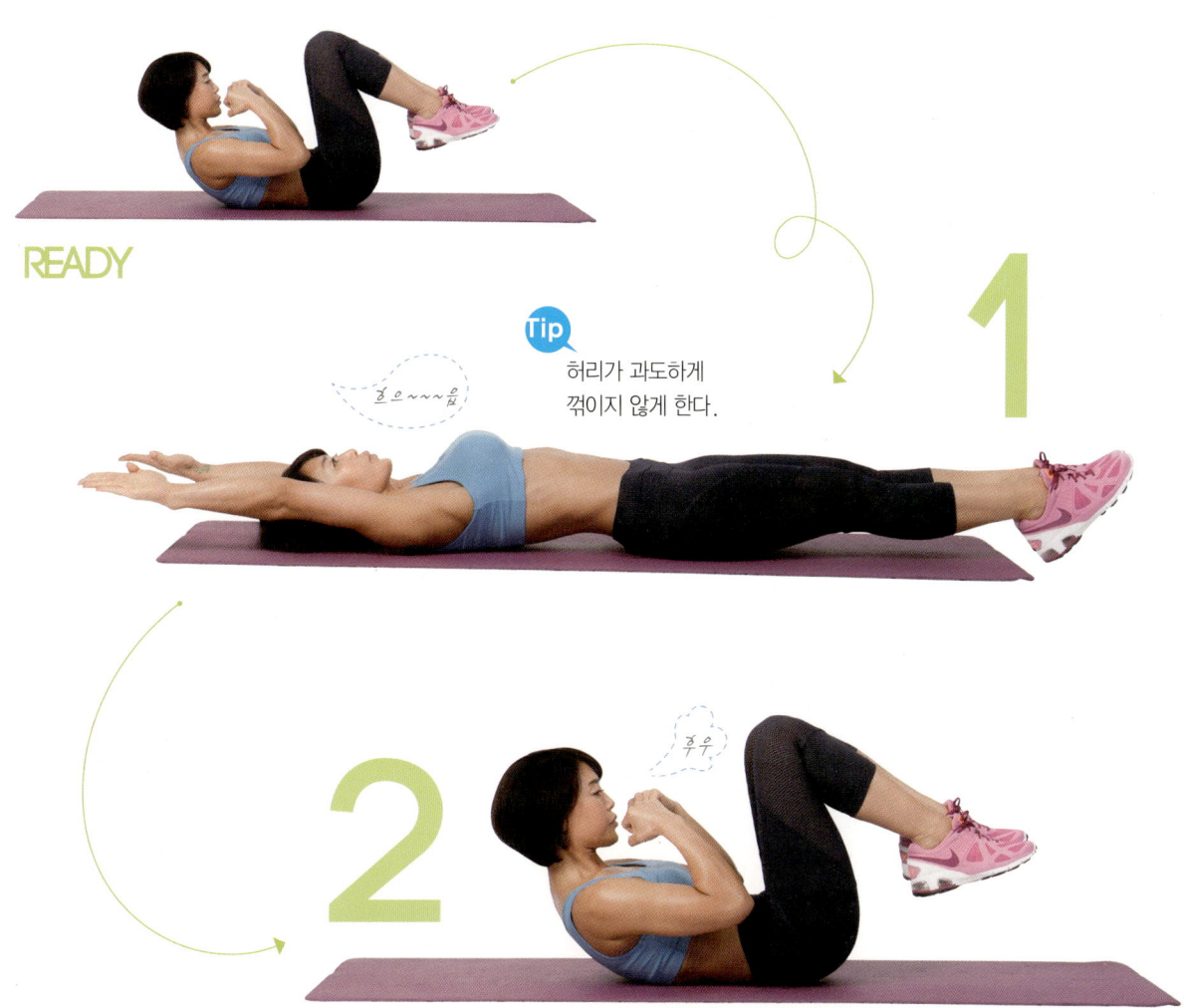

READY

Tip
허리가 과도하게
꺾이지 않게 한다.

1

2

READY 무릎은 접어 올리고 상체를
말아 올려 최대한 몸을 작게 만든다.

1 (8박자-들숨) 배꼽을 중심으로 손끝과
발끝을 밀어 몸을 최대한 늘려 편다.

2 (4박자-날숨) 허리로 바닥으로 밀어
엉덩이와 상체를 말아 올려 몸을 최대한
작게 만든다.

04

서치 바디

찾자! 나만의 경쟁력 바디

나만이 가지고 있는 신체 장점을 집중공략하여
비교할 수 없는 바디로 완성시킨다.

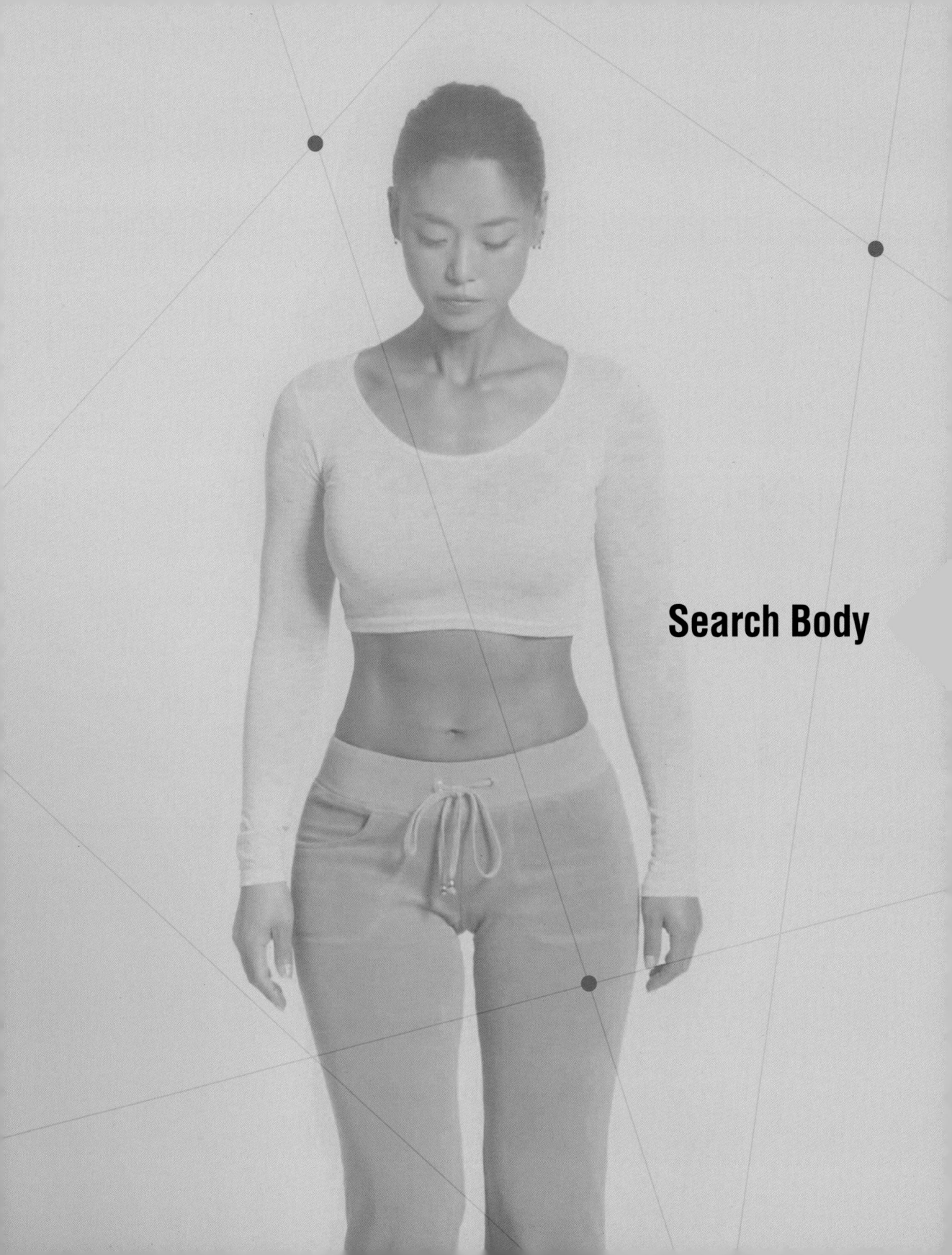

Search Body

찾자!
나만의 경쟁력 바디

나만이 가지고 있는 신체 장점을 집중공략하여
비교할 수 없는 바디로 완성시킨다.

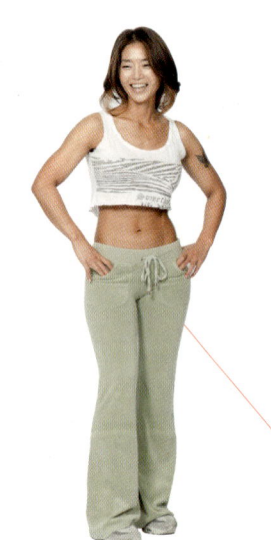

예쁘고 멋있다!

나는 더 예쁘고 멋있다!

특별하지 않다면 평범하다는 것의 반증이다. 어디서나 볼 수 있는 흔한 사람인 것이다.

특별하고 싶다면 '경쟁력 있는 멋스러운 몸'을 만들어야 한다.

경쟁력 있는 몸이라 해서 다른 무엇을 따라 하거나 닮으라는 말이 아니며 자신에게 없
는 것을 찾으란 말 또한 아니다.

스무살 초반에 새로 생긴 우리 동네 헬스클럽에 무작정 들어가
"살을 빼고 싶습니다." 라고 선포했다. 살을 빼면 에어로빅하는 내
모습이 더 멋있을 것이라 생각했기 때문이다.

그 때, 관장님의 한마디.
"왜 빼려고만 해? 라인이 예쁜데 만들면 되지!"
처음 듣는 말이었다. '예쁘다고? 만들라고?
그저 살을 빼면 될 거라고 생각했던 나의 생각과는 달리 관장님은
다른 답을 주신 것이다.

관장님의 한마디가 훗날 나에겐 보디빌딩의 진정한 의미가 되었다.
타고난 체형을 바꾸기란 너무 힘들다.
하지만, 자신이 가지고 있는 **장점을 극대화한다면 단점은 상대적
으로 줄어들게 된다.**
누구보다 경쟁력 있는 몸으로 만들어질 수 있다는 것이다.

이것이 바로 '보디빌딩'이다.

몸을 만들어야 한다.
자신의 장점을 찾고 그에 맞는 현명한 운동 방법을 선택한다.
즐거운 운동의 시작은 자신을 사랑으로 바라보고 아껴주는 것이다.

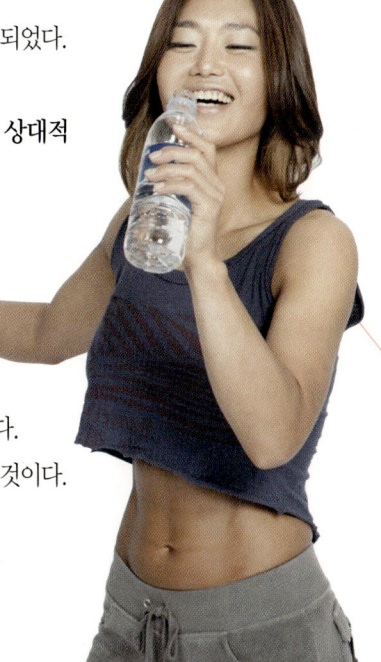

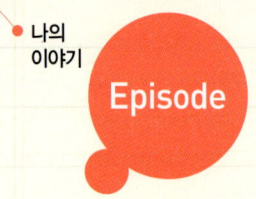
순간은 반짝, 진리는 영원

〈초고도 비만 탈출〉 첫 촬영 날, PD들이 어떠한 요구도 하지 않고 내가 하는 대로 정신없이 따라 다니며 촬영했다.

그 때는 우리나라에 다이어트 붐이 일어났던 시기였고, 방송에서도 조금씩 일반인들을 출연시켜 살 빼는 방법을 코너로 만들었는데, 이제는 하나의 프로그램으로 자리 잡았다.

나는 방송 출연 3년 전부터 비만인들을 위한 프로그램을 진행하고 있었던 터라 방송에서의 운동 지도는 그리 어색하지 않았다.

웨이트 지도자로 지내며 본 그들의 모습은...

마치 죄 지은 듯한, 지푸라기라도 잡고 싶은 심정으로, 때로는 타인의 도움을 동정이라 여기며 자신을 가둔 채 운동을 하는 모습이었다.

난 그들을 도와주고 싶었다. 안전하게 운동하는 것이 운동의 기본이다. 체중으로 인한 불안정, 또는 중량을 들어야 하는 웨이트 트레이닝은 균형을 잡는 것이 가장 중요하다.

맨 손으로 균형 감각을 키울 수 있는 운동을 연구했고, 정다연씨를 만나 방송 출연에 이르렀다.

방송 활동도 하며 스타 트레이너가 됐지만 몇몇 사람들은 나를 여우라고 생각했다.

작심하고 방송 시작한 게 아니냐는 오해도 받았다. 하지만 해오던 걸 했을 뿐이기에 그다지 많은 준비가 필요하지 않았던 것이었다.

그렇게 시작한 〈초고도 비만 탈출〉

그러나 1기 출연자 중 한 명은 내가 운동을 너무 독하게 시켜 인간적으로는 신뢰하지 않았다고 한다. 근거 없이 그렇게 독하게 시켰을까. 마음이 아팠다.

그 다음 해 〈초고도 비만 탈출〉 전담 트레이너가 됐을 때 난 그 출연자를 다시 찾았다.

"선생님......"

"힘들죠……. 괜찮아요!"

그녀는 나의 한마디에 그간 쌓였던 눈물을 쏟아냈다.

한 번에 뺀 몸무게를 유지하기 힘들었을 것이다. 오랜 시간 잘못된 식습관과 생활 습관에 길들여져 있기 때문이다. 살을 뺀 뒤에는 이전 몸무게 이상으로만 되지 않도록 노력하는 것을 우선으로 해야 한다.

하지만 사람들은 다이어트 후, 감량한 몸무게보다 조금만 늘어도 요요가 왔다고 수군거리며 그들을 다시 새장 속에 가둔다. 그들 중 몇몇은 방송 전보다 방송 후 더 힘들어 한다. 밖으로 나오지 못하고 자꾸 틀어 박혀 지내게 됐다고 한다.

하지만, 그들의 문제는 그들도 몰랐기 때문에 더욱 감당하기 어려운 것이다.

스스로도 잘 유지 할 꺼라 믿었고, 그렇기 때문에 자신들도 요요라 생각해 더 절망하게 된다.

체중 감량은 비교적 쉽지만, 몸을 조각하기란 하늘에 별 따기!

슬림해 지는 건 음식 조절로, 즉 안 먹으면 그만이다. 그러나, 운동을 하면 근육량이 늘고 체질이 변하게 되어 살이 덜 찌는 몸을 만들 수 있게 된다. 더불어 너무 당연한 소리지만 필수 영양소를 골고루 섭취해 건강하게 체질을 바꾸는 것이 중요하다.

체질은 오랜 습관으로 변화된다. 이것이 진리다.

우리에겐 그 '현명한 시간'이 주어지지 않아 안타깝다.

난 유행병처럼 번지고 있는 지나친 다이어트를 우려한다.

운동은 병을 예방하고 병을 고치는 처방이기도 하다. 생명을 다루는 일인 것이다.

그렇기 때문에 지도자들은 처방 전 후유증과 부작용의 관해 집중적인 고민과 안내가 필요하다. 또한, 운동을 지도 받는 사람도 너무 단기적 효과를 내는 것에만 치중하지 말아야 한다.

특히 어떤 약물을 통해 반짝 효과를 보려는 것은 절대금물이다.

순간은 반짝이지만, 진리는 영원하니까.......

나는 운동하는 것이 즐겁다.

더불어 많은 사람들이 운동으로 즐겁기를 바란다.

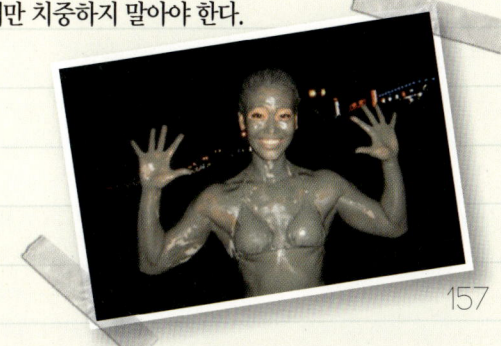

Special thanks to

●

고집스럽고 까다로운
나의 작은 소신을 믿어주고
응원해 주신 많은 분들께 진심으로 깊은 감사를 드립니다.

늘 말없이 지켜 봐 주시는 **이신재 회장님**
나의 보디빌딩 역사를 함께하신 개선 스포츠 대표이자 대한 보디빌딩 협회 **장보영 회장님**
새로운 변화의 시점을 열어 주신 알롱제 웰니스 직업 전문학교 **샤샤 킴 학장님**
한결같이 후원 해 주셨던 청솔식품 **이국표 대표님**
편안한 공간을 제공해 준 휘트니스 2.0 **홍준영 · 김용도 공동대표**, 의리파 **김요섭샘**
아름다운 선의 표현을 가르쳐주었던 **전은선 발레 학원 가족 분들**
깊은 배려로 도와주신 〈웰라이프 휘트니스〉 식구들
나비와 버드나무를 선물해 준 타투이스트 **에이미 주미**
작업 내내 활력이 되어 준 아티스트 **김희수 작가님**
바쁜 시간 쪼개어 교정을 도와 준 **박현미, 서상혁**
상상 발전소 식구들 **오하준, 임미진, 김제현, 김동재**
웬수들~ 초고도 비만 탈출 출연자 **민경, 은실, 경희, 슬기**

언제나 내 편이 되어주는 패밀리 헬스 **이주현 관장**과 정의로운 **보영**
힘들었던 시기에 곁을 지켜 준 애벌레 **지젤영 인영**, 꼬마 **지현**, 이쁜이 **다설**, 깍두기 **민정**
참~ 좋은 사람들 ⟨Painted Lady⟩ **상명샘, 지혜, 소현, 보란, 하람, 은실, 미란, 수정**
다시 함께 하는 **형주** 그리고 미래의 ⟨Painted Lady⟩ **식구들**
꾸준히 아낌없는 사랑을 보내주는 ⟨**나비야 나비야**⟩ 카페 회원 여러분

그리고 그를 만나 또 다른 세상을 보게 되었습니다. 상상 발전소 대표인 **나의 바보 온달 남주경 감독님**
항상 고마운 **우리 가족** 사랑합니다.

이제 시작입니다.
계속 지켜봐 주시고 많은 격려 부탁드립니다.

마지막으로
저의 잔소리를 끝까지 들어 주신 독자분들께 진심으로 감사드리며,
언제나 즐겁게 건강한 아름다움을 누리시기 바랍니다.

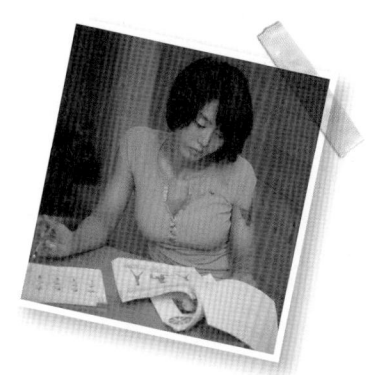

樂(락) 트레이닝

첫째판 1쇄 인쇄 2014년 04월 02일
첫째판 1쇄 발행 2014년 04월 08일

지은이 이정임

발행인 이혜미
편집장 이해인
기 획 전지영
사 진 김희수
그 림 김하람

발행처 ㈜영림미디어
주소 (121-894) 서울 마포구 서교동 375-32 무해빌딩 2F
전화 (02)6395-0045 / **팩스** (02)6395-0046
등록 제2012-000356호(2012.11.1)

ISBN 978-89-969686-9-6
정가 12,000원

이 도서의 국립중앙도서관 출판시도서목록(CIP)은 서지정보유통지원
시스템 홈페이지(http://seoji.nl.go.kr)와 국가자료공동목록시스템(http://
www.nl.go.kr/kolisnet)에서 이용하실 수 있습니다. (CIP제어번호 :
CIP2014009089)

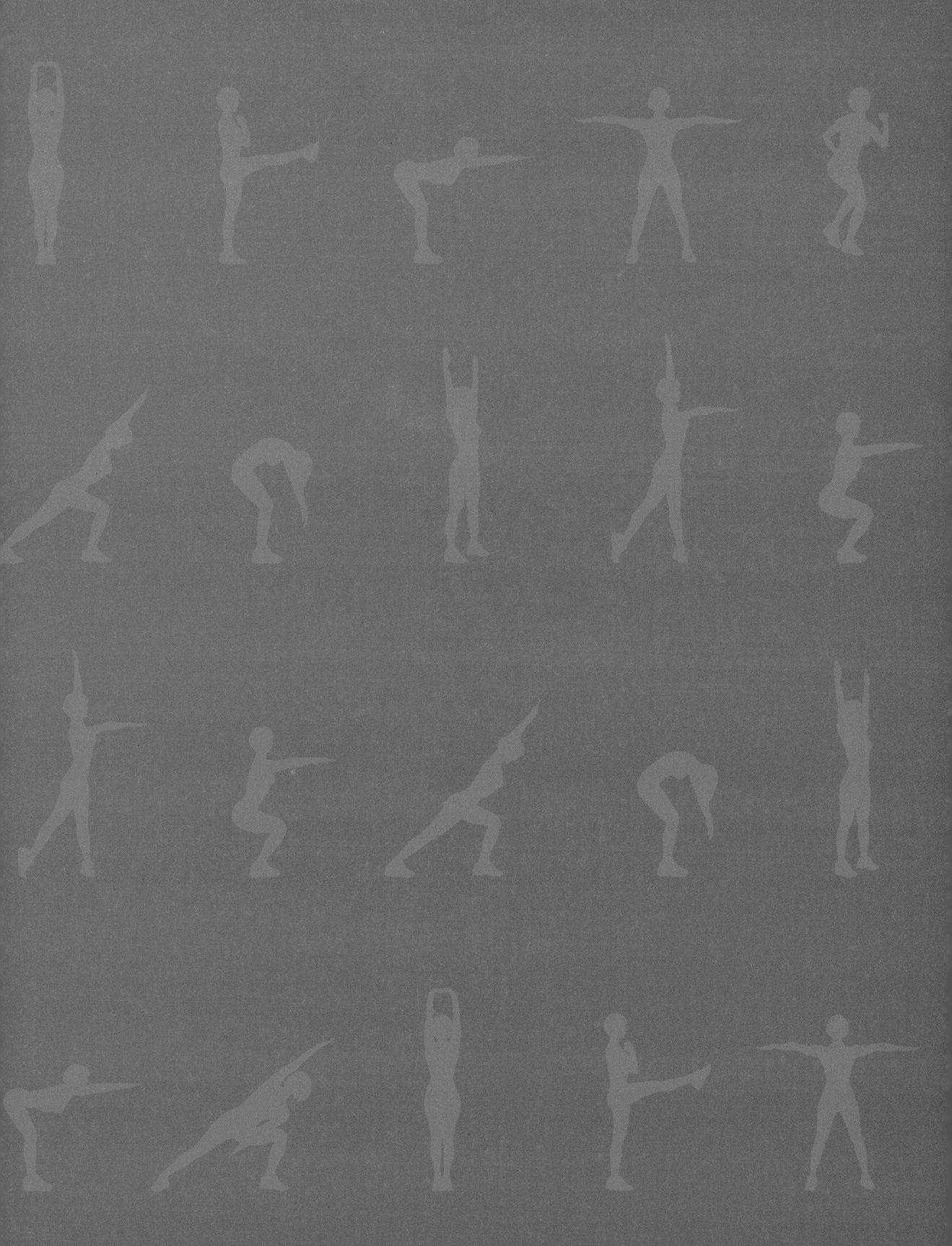

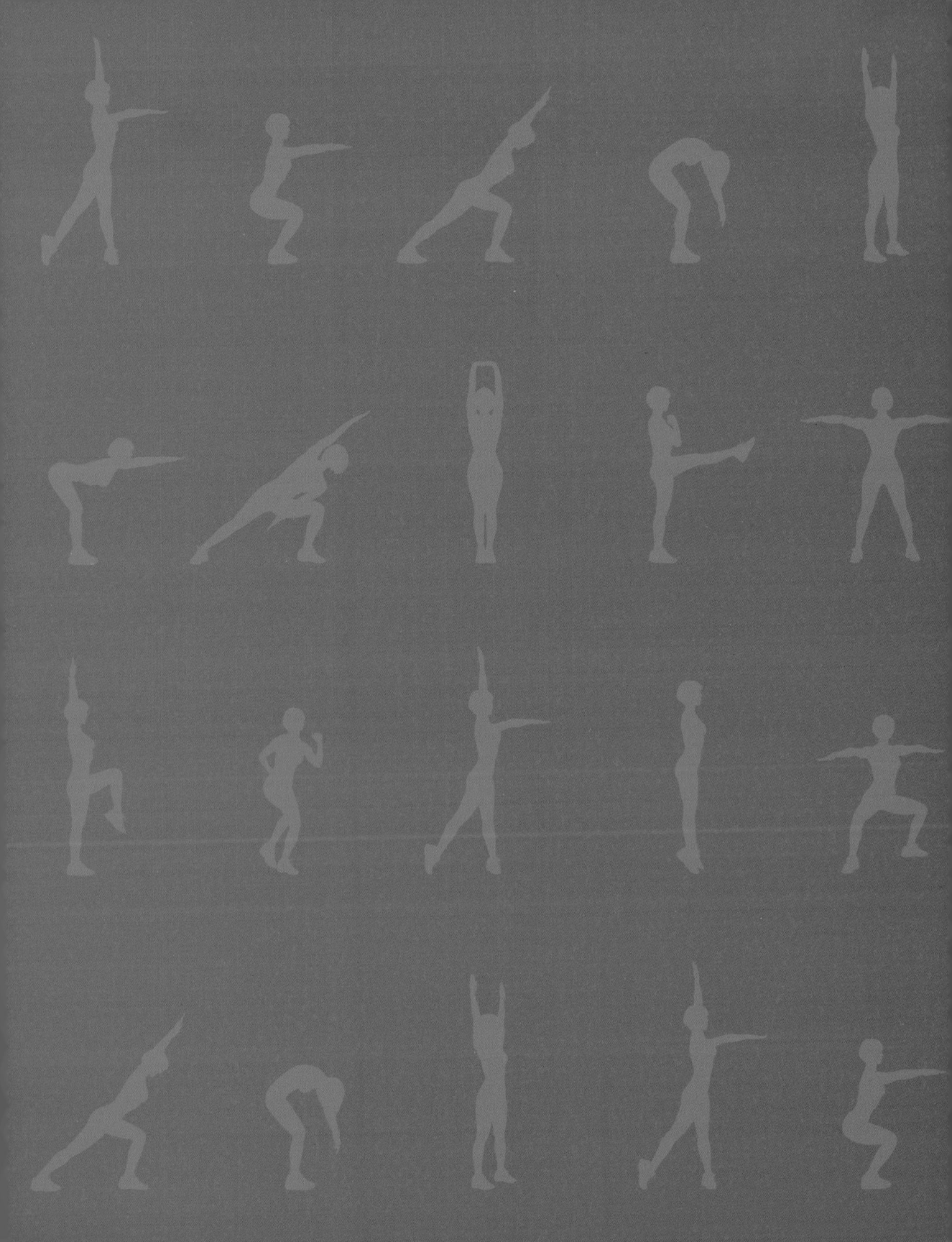

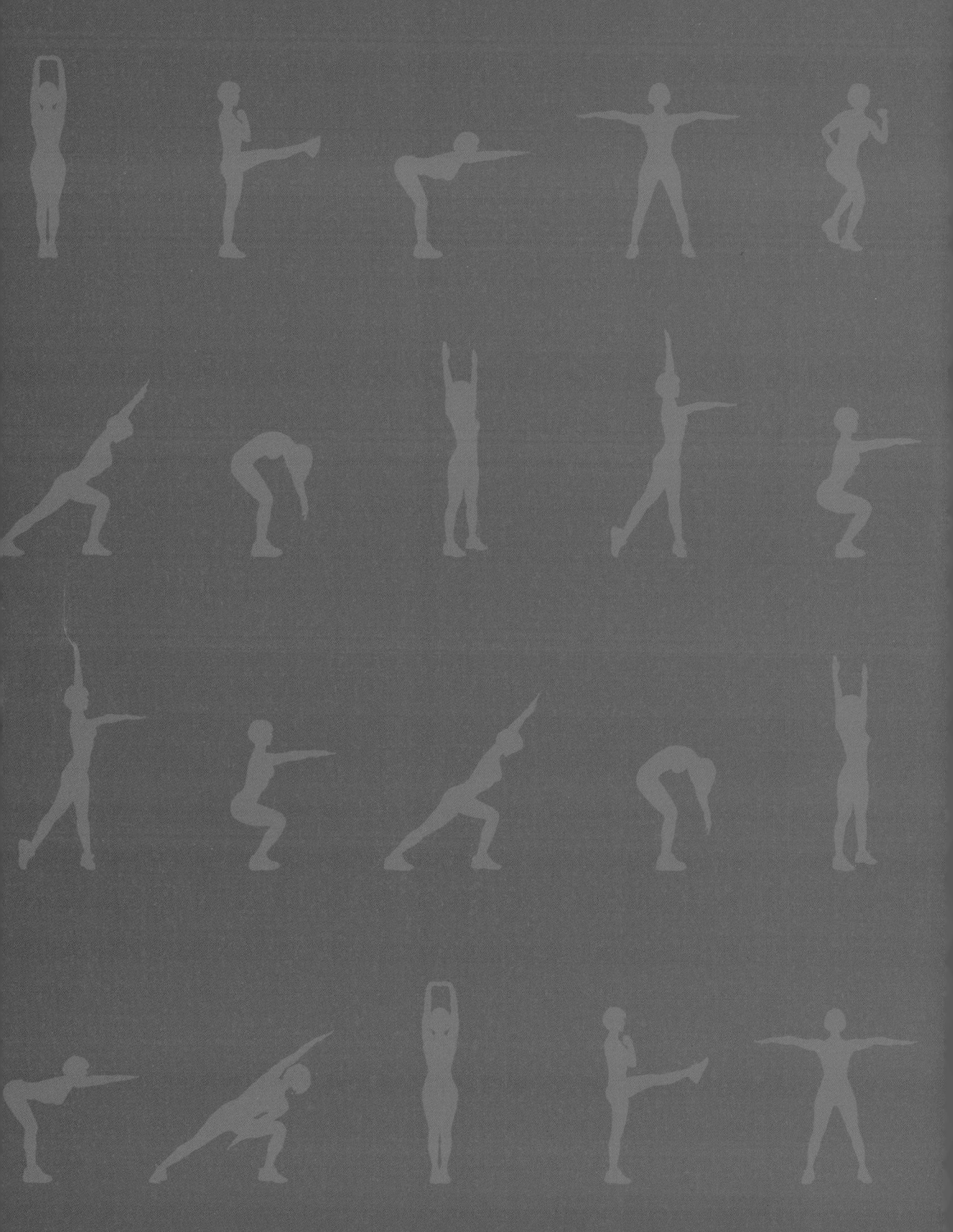

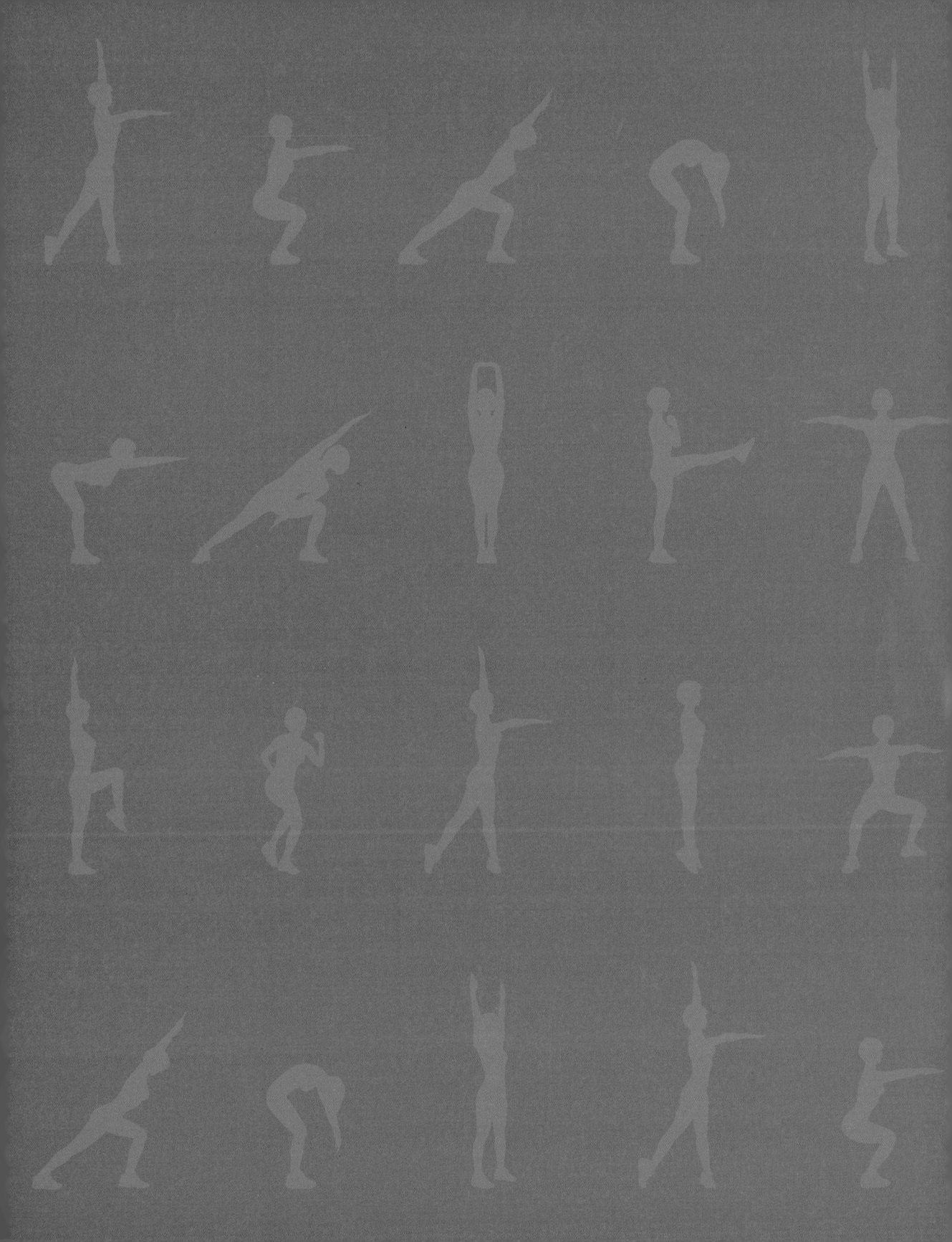